marion grillparzer

einfach abnehmen
mit der
carb 100
formel

HEYNE ‹

Die Autorin

Marion Grillparzer, Jahrgang 1961, ist Diplom-Ökotrophologin und ausgebildete Journalistin. Sie lebt als freie Autorin in München und arbeitet für verschiedene Magazine. Seit vielen Jahren führt sie Interviews mit internationalen Experten zu ihren Schwerpunktthemen Ernährung und Gesundheit. In ihren Ratgebern übersetzt sie mit fröhlicher Feder trockene Wissenschaft in spannende Lektüre und motiviert den Leser, etwas zu ändern in seinem Leben: »Ich bin erst zufrieden, wenn man über mein Buch sagt: Das hab ich kapiert, das mach ich!« Sie schrieb Bestseller wie die »GLYX-Diät«, »Die magische Kohlsuppe«, »Fatburner. So einfach schmilzt das Fett weg« und »KörperWissen«.

Die Rezepte in diesem Buch stammen von Martina Kittler, Diplom-Ökotrophologin, renommierte Kochbuchautorin und Food-Journalistin. Die Liebe zu ihrem Beruf schmeckt man mit jedem Bissen.

marion grillparzer

einfach abnehmen mit der

carb 100 formel

fröhlich, satt
und mit genuss
raus aus der
kohlenhydrat-falle

HEYNE ‹

Dieses Buch erschien in einer früheren Ausgabe
unter dem Titel *Low Carb. Die neue Gute-Laune-Diät*
im Gräfe und Unzer Verlag, München

FSC

Mix
Produktgruppe aus vorbildlich
bewirtschafteten Wäldern und
anderen kontrollierten Herkünften

Zert.-Nr. GFA-COC-001662
www.fsc.org
©1996 Forest Stewardship Council

Verlagsgruppe Random House FSC-DEU-0100
Das FSC-zertifizierte Papier für dieses Buch
OpusPraximatt von Condat liefert Deutsche Papier.

Vollständig überarbeitete und ergänzte
Taschenbucherstausgabe 05/2010

Copyright © 2010 by Wilhelm Heyne Verlag, München,
in der Verlagsgruppe Random House GmbH
www.heyne.de

Printed in Germany 2010
Umschlaggestaltung: Eisele Grafik-Design, München
Umschlagillustrationen: Sporrer/Skowronek/StockFood
Innenillustrationen: S. 8: Frank Manseld, S. 60: A. Walter/Gräfe und
Unzer, S. 76: Dr. Breit privat, alle anderen Fotos: Marion Grillparzer
Satz und Lithos: Buch-Werkstatt GmbH, Bad Aibling
Druck und Bindung: RMO, München

ISBN 978-3-453-65014-5

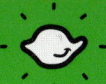

◆ Praxis

Ene mene muh, und schlank bist du!

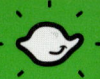

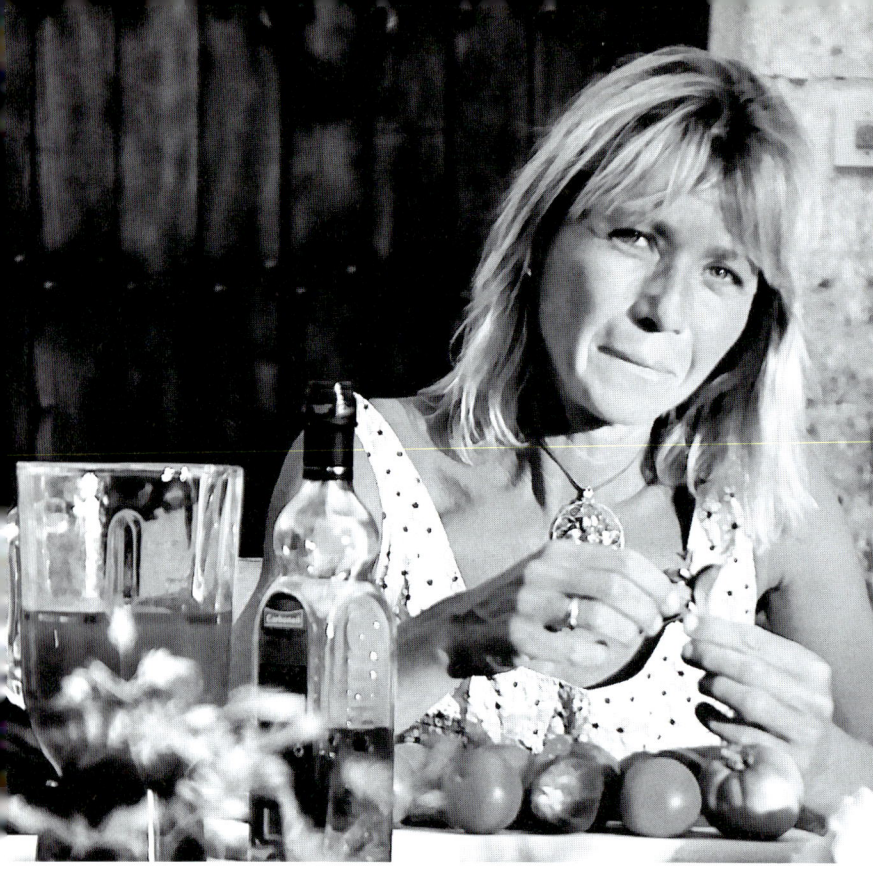

Ein Wort zuvor

Menschen sind verschieden. Darum dürfen, müssen Diäten auch verschieden sein. Dieses Buch habe ich für die Menschen geschrieben, die eine Methode brauchen. Eine Formel. Menschen, die sich vier Wochen lang an ein paar einfachen Regeln festhalten wollen, um zu spüren, dass Abnehmen auch Genießen und Wohlfühlen heißt. Und um zu lernen – fürs Leben zu lernen. Denn Diät heißt »Lebensweise« – und die muss einem schon schmecken. Ein Leben lang.

Im Grunde ist diese Methode, ich habe sie Carb-100-Formel getauft, bestechend einfach, sehr wirkungsvoll – vor allem,

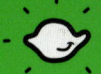

wenn man mit viel Übergewicht zu kämpfen hat, ein sicherer Fahrschein in ein neues, schlankes Leben. Ganz einfach, weil es keine Verbote gibt, kein Nährstoff verteufelt wird, sondern der Körper all das bekommt, was er braucht.

Darum war dieses Buch zu schreiben auch eine Herausforderung – diese Form der Diät ernährungstechnisch so ausgeklügelt zu gestalten, dass man abnimmt und trotzdem all die wichtigen Bausteinchen bekommt, die das Leben ausmachen. Was hilft es, wenn zwar die Fettzellen schrumpfen, aber Laune und Gesundheit auch? Und der Gaumen sollte natürlich mit auf seine Kosten kommen.

Was Sie in diesem Buch nicht erwartet, ist: No Carb – keine Kohlenhydrate. Wurst ohne Brot. Ich möchte auch nicht, dass Sie Kohlenhydrate fürchten wie der Vampir den Knoblauch. Ich halte nichts von dem Nährstoff-muss-man-meiden-Terror. Wir leben in einem wunderbaren Land, wo es wunderbare Lebensmittel gibt (nicht nur, aber genug, um die wunderbaren auszuwählen!).

In diesem Buch erwartet Sie ein Sprungbrett aus der Insulin-Fett-Falle – eine Vier-Wochen-Diät – mit einem einfachen Punktesystem. Sie zählen Carbs und entwickeln ein Gefühl dafür, wie viele Kohlenhydrate Ihnen und Ihrer Linie gut bekommen, dass nur das falsche Fett auf die Hüfte springt und dass Eiweiß Ihnen Energie schenkt, Ihren Körper mit Gesundheit versorgt. Diese Diät können Sie machen, ohne befürchten zu müssen, danach sei eh alles wieder drauf. Denn auch in diesem Buch bekommen Sie das Wissen mit – und ich hoffe den Willen –, dass es sich lohnt, das leichte Leben weiter so richtig zu genießen.

Viel Spaß und Erfolg wünscht Ihnen

Marion Grillparzer

einführung

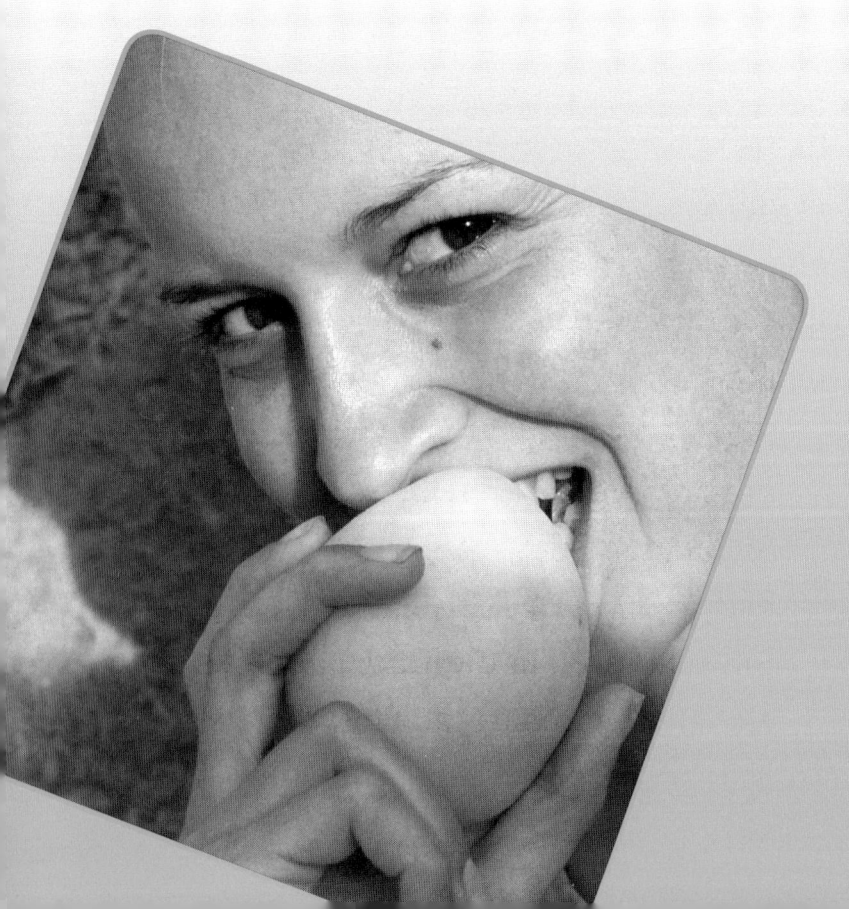

Ene mene meck,
der Speck muss weg!

Haben Sie Lust auf eine Gute-Laune-Diät? In vier Wochen streifen Sie die Trägheit ab, verlieren Pfund um Pfund, tanken Fröhlichkeit und Energie. Das Prinzip ist ganz einfach:

◆ Sie zählen Carbs – und entkommen der Kohlenhydratfalle.

◆ Sie achten auf genug Eiweiß und essenzielle Fette – und genießen.

◆ Sie schlüpfen in die Turnschuhe und ziehen dem rosaroten Elefanten den Stöpsel raus ...

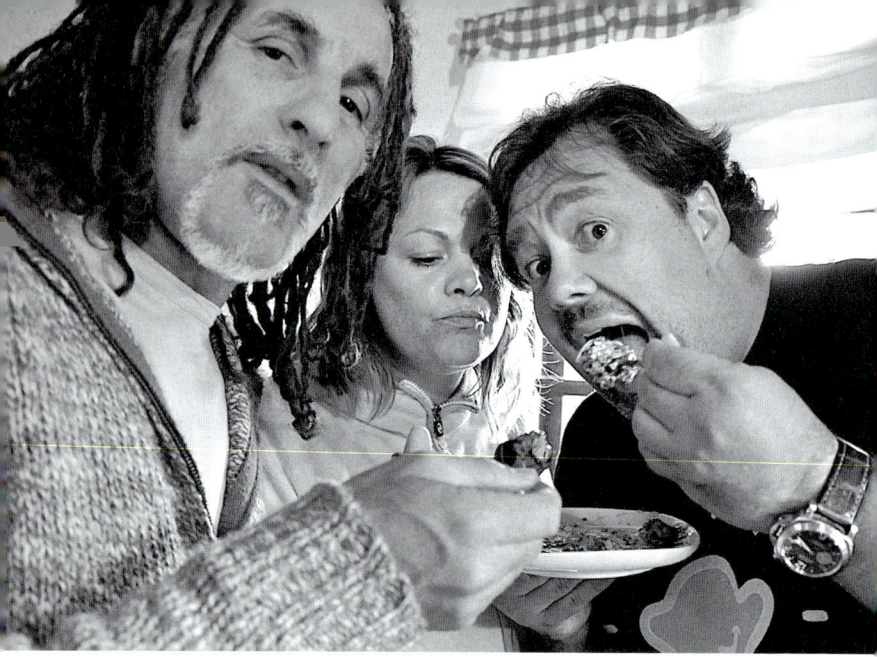

Deutschland, Deutschland, deine Dicken ...

Sitze gerade auf der Terrasse in Mallorca und bin pappsatt. Im Bauch in Olivenöl gedünstete grüne Pimentos, Tomaten und Zwiebeln. Mit Ziegenkäse und Pinienkernen. Köstlich. Die Scheibe Weißbrot liegt zur Hälfte noch neben dem Teller. Natürlich beschäftigt sich mein Kopf mit dem neuen Buch, an dem ich gerade schreibe, die Carb-100-Formel: Wie machst du deinen Lesern klar, dass man auch satt wird ohne große Portionen Brot, Nudeln, Reis und Kartoffeln? Die das Heißhunger- und Fettspeicherhormon Insulin locken. Schließlich steckt in den meisten Deutschen Köpfen: Esst Kohlenhydrate. Soviel Ihr wollt. Die machen nicht dick. Aber satt. Nun, dass sie nicht dickmachen, stimmt nicht. Das bestätigt die Forschung. Sie spricht von »kohlenhydratinduzierter Insulinmast«.

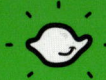
Und satt wird man auch mit einer kleinen Genussportion. Ich bin gerade pappsatt. Der Steinzeitmensch hatte auch kein Brot, keine Nudeln, keinen Reis, keine Kartoffel. Und er hat sich um einiges mehr bewegt als wir. Er ist dem Braten ganz schön lang hinterhergejagt – und entwickelte dabei logischer Weise einen Riesenhunger. Er aß keine Kartoffeln zur Wildkeule und war mit Sicherheit satt. So wie ich gerade satt bin. Mit Pimentos und Ziegenkäse.

Warum eigentlich schon wieder ein Diätbuch?

Die Menschen wissen, dass ein Apfel gesund ist. Sie wissen, dass Schokolade dickmacht. Sie wissen, dass man Vollkorn statt Weißmehl essen soll. Und das ein verstaubtes Rudergerät im Keller nicht schlankmacht. Warum schreib ich eigentlich noch Bücher? Wegen Monika (115 Kilo, 46 Jahre): »Jetzt hab ich so

DIE PEST DES 21. JAHRHUNDERTS

1995 gab es weltweit 200 Millionen Menschen mit krankhaftem Übergewicht. Heute sind es 300 Millionen. Die Weltgesundheitsorganisation nennt Fettsucht »die globale Epidemie des 21. Jahrhunderts«, sie breitet sich in rasender Geschwindigkeit über unseren Globus aus. Schlimmer als die Pest: Auf das Konto von Übergewicht gehen Depressionen, Krampfadern, Osteoporose, Arthrose, Fettleber, Diabetes, Herzinfarkt, Schlaganfall und Krebs. Auch Deutschland platzt aus allen Nähten: 60 Prozent der Erwachsenen leiden unter Übergewicht (BMI größer als 25) – und jedes fünfte Kind. In Amerika sind es nur fünf Prozent mehr. Wo kommt das denn her, das viele Fett? Bestimmt nicht von mangelnder Disziplin. Sondern: Vom Superhunger, angeheizt durch industrielle Kohlenhydrate. Mehr ab Seite 21.

lang Fett gespart – und nehm' zu und zu. Ich hab' so viel Angst vor dem Essen, dass ich am liebsten gar nichts mehr esse.« Wegen Martina (111 Kilo, 22 Jahre): »Die Ärztin hat mir gesagt ich soll das Pulver anrühren – und nur noch einmal am Tag was Richtiges Essen. Das pack ich nicht.« Und wegen Dieter: »Der Arzt hat gesagt, ich muss meinen Bauch loswerden. Ich mag aber nicht hungern.« Alle drei sind »Kontrolleure«.

Auch dieses Buch kümmert sich natürlich um Kohlenhydrate, um das Fettspeicherhormon Insulin, das am Abnehmen hindert. Und zwar in einer Form, die ich eigentlich nicht so mag: mit Zahlen. Manche Menschen brauchen einfach die Waage und Zahlen. Sie wollen kontrollieren, Punkte sammeln, austauschen, kleine Sünden exakt wieder wettmachen, zählen …

Kann man dem etwas abgewinnen? Nun, am Anfang vielleicht. Um ein Gefühl dafür zu kriegen: Wie viel ist dem Körper eigentlich zu viel? Oder wie viel braucht der Körper, um glücklich zu sein? Wie viel macht ihn eher müde? Wie viel macht ihn zufrieden? Satt? Gesund?

WAS HEISST CARB-100?

Kohlenhydrate heißt auf Englisch Carbohydrates. Abgekürzt Carb. Low Carb heißt: wenig Kohlenhydrate. Es heißt nicht »No Carb« – keine Kohlenhydrate, wie Atkins es propagierte. Carb-100 heißt in diesem Buch nicht: Wir essen Wurst ohne Brot, meiden Obst und machen zum Frühstück ein 10-Eier-Omelette und lassen bei McDonald's das labberige weiße Brot vom dicken Fleischburger zurückgehen. Carb-100 heißt in diesem Buch: Wir essen weniger Kohlenhydrate – und von den richtigen. Natur-Carbs statt Industrie-Carbs. Damit der Körper das kriegt, was er braucht, damit der Geschmack nicht zu kurz kommt – und die Seele auch nicht.

Ziel des Ganzen ist: Ein Gefühl zu bekommen, mit was wir unseren Körper täglich versorgen. Damit man sich keine Sorgen mehr machen muss. Und Essen als das sieht, was es ist: Unser Supertreibstoff, der uns Energie schenkt, Glück schenkt, Genuss schenkt. Und dafür hab ich die Carb-100-Formel entwickelt.

Einfach, clever und ganzheitlich

Nun sollte das natürlich ein einfaches Zahlensystem sein. Nicht so kompliziert wie Kalorienzählen. Und viel, viel wirkungsvoller. In diesem Büchlein zählen Sie Carbs – verdauliche Kohlenhydrate. 100 Carbs pro Tag (wer es lieber lockerer angeht: 150 Carbs) stellen den Stoffwechsel effektiv um auf Fettverbrennung. Natürlich geht es in diesem Buch nicht nur um Kohlenhydrate. Es geht auch darum, wie uns Eiweiß satt- und schlank- und gesundmacht. Warum es gar nicht gut ist für die Linie lebenswichtiges Fett zu meiden.

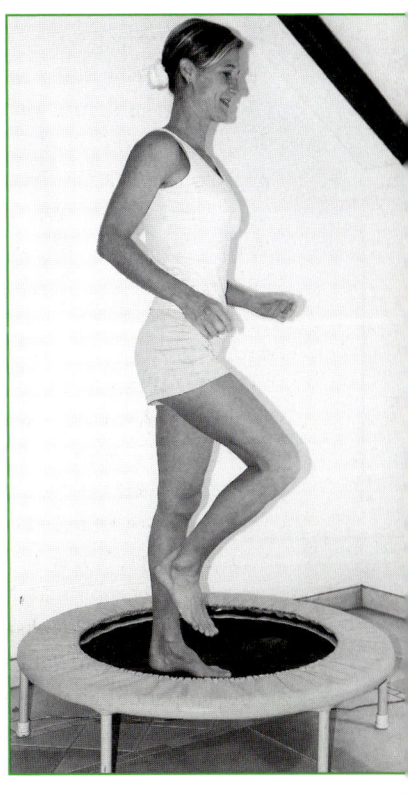

Und in diesem Buch steht auch: Wer abnehmen will, muss sich bewegen und Stress macht dick. Essen ist etwas Wunderbares und der Körper ist das Wertvollste, was wir haben. All das müssen wir irgendwie in Einklang bringen. Das reibt sich nicht mit dem Wort »Diät«. Diät heißt Lebensweise – und die kann durchaus etwas wundervolles sein, ein Leben lang.

So Fröhlich kann Abnehmen sein!

Diät macht Spaß. Nein!, sagen Sie jetzt, Diät ist ein Kampf mit den Pfunden! Weil Sie Susanne Fröhlichs Buch »Moppelich« gelesen haben. Ich hab' auch auf jeder Seite mindestens einmal laut gelacht. Über die Briefe an die winkenden Oberarme die morgens am Spiegel so eine Zugluft entwickeln, dass man sich darunter föhnen kann, über die Versuche, eine Designerhose Größe 42 zu bezwingen – am Boden der Umkleidekabine liegend, vor dem Vorhang wacht eine dürre humorlose Zicke. Natürlich platzt der Designerhosen-Reißverschluss. Und über die Spaghetti Bolognese, die sie in einem Heißhungeranfall kalt runtergeschlungen hat, aus dem Topf mit einem Servierlöffel, »so groß, dass selbst ein Breitmaulfrosch Probleme hätte.« Einfach herrlich das Buch. Nur: Ein Satz gefällt mir nicht, er steht auf dem Buchrücken: »Diät zu halten, ist kein Spaß.« Das stimmt nicht. Im Gegenteil. Meine Carb-100-Tester sagen: »Ich hab mich noch nie so gut gefühlt, mir fehlt im Grunde gar nichts. Heißhungeranfälle hab' ich nicht mal mehr vor der Periode.« Und ganz gewiss nicht auf kalte Spaghetti Bolognese. Elke Zerbel, deren E-Mail just in meiner Box blinkt, schreibt: »Seit Juli, seit 3 Monaten mach' ich Ihre Diät, 17 Kilo waren schwubbdiwupp weg. Bin allerdings erst bei der Hälfte angekommen, habe nämlich bei allen drei Kids je zwölf kg zugenommen. Aber das macht nichts, ich ess die niedrig-glyx-Sachen gerne, bekomme allerorten Komplimente und fühle mich schon wirklich gut!«

Nichtsdestotrotz: Das Buch von Susanne Fröhlich sollte jeder, der abnehmen will, lesen. Denn Humor ist die beste Triebkraft für Erfolg auf der ganzen Linie. Das zeigt auch Frank. Den hab ich für mein Buch »Die Diät-Nanny« ein Jahr lang begleitet. Er verlor 30 Kilo – aber nicht seinen unvergleichli-

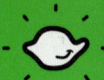

chen Humor: »Verstehe: Insulin heißt der Hund, der in meinem Bauch knurrt. Und Sport heißt: eine Stunde Quälerei für ein Hotelbutterpäckchen voll Fett.«

Warum ist die Carb-100-Diät eine Gute-Laune-Diät?

Eigentlich sollten Sie nicht immer glauben, was Sie lesen. Probieren Sie es lieber aus. Wenn Sie zu den 99 Prozent der Menschen gehören, die keine Stinkstiefel-Gene haben, werden Sie bald merken, wie sich von Tag zu Tag Ihre Laune verbessert. Denn:

◆ Der Körper bekommt, was er braucht. Ohne die richtigen Moleküle auch keine guten Gefühle. Ist so: Das Glück liegt auf dem Teller.

◆ Stimmungsschwankungen auf Grund von Unterzucker bleiben aus.

◆ Jedes Kilo weniger freut die Seele.

◆ Die richtigen Kohlenhydrate (Natur-Carbs) kombiniert mit Eiweiß hebt über Nervenbotenstoffe und Hormone die Laune an.

◆ Täglich Bewegung ist das Tor zum Glück. Sie verbrennen nicht nur Kalorien sondern ernten auch Endorphine und Serotonin – körpereigene Glücksbringer.

Auch Kartoffel-Freunde müssen nicht weinen

Kartoffeln aus der Pfanne mit Zwiebeln, Olivenöl und Rosmarin – ein Traum. Wer liebt das vielseitige Kellerkind nicht? Oder liebte? Denn in letzter Zeit erfahren wir ständig in der Presse, dass die ehemals schlanke Knolle uns mästet. Gut, dann ist es eben Zeit umzudenken. Liebe Kartoffel – ab jetzt bist du für mich ein Trüffel. Du kostest zwar nicht viel Geld, hast aber leider viele Carbs. Deswegen ess ich dich mit doppeltem Genuss – in der halben Menge.

Machen Sie auch Brot, Reis, Pasta in Gedanken zu einem Trüffel – und schon hat »Luxus Carb« nichts mehr mit Frust und Verzicht zu tun.

◆◆ Carb-100-Diät: kurze Gebrauchsanleitung

So viel schon vorweg: Natürlich wird auch in diesem Buch nicht einfach ein Nährstoff, weder Fett noch Kohlenhydrate, weggelassen – denn das hat mit gesunder Lebensweise nix zu tun – sondern alles wird einfach clever genossen. Am besten gibt man dem Körper so viel Kohlenhydrate, wie er braucht. In diesen vier Wochen 100 Carbs. Und die richtigen (GLYX niedrig, mehr dazu später). So kommt man aus der Kohlenhydratfalle, lockt kaum Insulin.

SMILEY-INFO AUF EINEN BLICK

Sie finden in diesem Buch hilfreiche Tabellen, die Ihnen ermöglichen, das aus dem Angebot der Natur herauszupicken, was Ihnen gut schmeckt. Vom einen mehr, vom anderen weniger.

◆ Von allen Lebensmitteln mit dem lachendem ☺ Carb-Smiley dürfen Sie essen, so viel Sie wollen. Auch wenn sie Kohlenhydrate liefern, ist der GLYX so niedrig, dass Sie viel davon essen können – ohne den Stoffwechsel in Richtung »Zuspecken« zu steuern. Gilt zum Beispiel für stärkefreies Gemüse, Fisch, Geflügel, qualitativ hochwertiges mageres Fleisch, Soja- und Milchprodukte. Was heißt viel essen? Für Gemüse gilt: So viel Sie können. Für Fisch, Geflügel, Fleisch und Milchprodukte gilt: Das ist Ihre Eiweißportion. Sie sollte Sie im Rahmen ihrer 3 Mahlzeiten richtig sattmachen.

◆ Die Lebensmittel mit dem Carb-Smiley mit geradem Mund ☺ fließen einfach auf Ihr Carb-Konto ein. Die werden gezählt. Zum Beispiel Obst und stärkereiches Gemüse.

◆ Und der Carb-Smiley mit den nach unten gezogenen Mundwinkeln ☹ schlägt mit vielen Kohlenhydraten zu – oder mit der Kombination: viele Carbs plus Fett. Davon sollten Sie, wenn es geht, die erste Zeit die Finger lassen oder eine Mini-Mini-Portion essen.

Und war dieser Smiley ☹ in Form einer Pizza mal stärker als Ihr Wille, dann verlangt er nach gesundem Ausgleich. Zum Beispiel in der folgenden Mahlzeit.

DIE CARB-100-GUTE-LAUNE-DIÄT-REGELN

◆ **Carbs zählen.** Ich empfehle: morgens, mittags, abends 30 Carbs. Mit weiteren 10 Carbs dürfen Sie spielen, sie als Nachtisch einsetzen, als kleines Extra zwischendurch, als Beilagen-Extra-Portion … Vier Wochen lang tanken Sie nicht mehr als 100 g Carb-Kohlenhydrate pro Tag – und sehen, wie Sie damit abnehmen. De facto sind das etwas mehr Kohlenhydrate, aus der Milch, aus dem Gemüse, aber die dürfen unter den Tisch fallen.

Nach vier Wochen können Sie langsam mit den gesunden Natur-Carbs die Portionen erhöhen – und aufspüren, wie viel Carbs Sie vertragen, ohne zuzunehmen. Übrigens: In diesem Buch finden Sie auch einen »Carb Guide« für unterwegs, viele Tabellen und Tipps.

◆ **Strenger – oder lockerer?** Sie wollen anfangs schneller abnehmen? Dann können Sie, wenn Ihnen das vom Lust&Hunger-Prinzip her nichts ausmacht, auch mal eine No-Carb-Mahlzeit (unter 10 Carbs) pro Tag einlegen. Und Sie können die Diät auch insgesamt lockerer gestalten, indem Sie Ihr Carb-Konto auf 150 Carbs pro Tag aufstocken. Probieren Sie aus, was Ihnen guttut.

◆ **Lust auf einen Berg Nudeln, Kartoffeln oder Brot?** Auch kein Problem. Dann machen Sie halt eine Carbs-zähl-ich-jetzt-nicht-Mahlzeit. Nur: Kombinieren Sie das nicht mit viel Fett. Essen Sie zum Beispiel Spaghetti mit Tomatensauce oder Garnelen. Kartoffeln mit Quark. Unsere Rezepte enthalten auch nur die gesunden Fette, die nicht auftragen.

◆ **Clever:** Oft ist eine Schoko- oder Pizza-Arie der Grund, das ganze Ziel »Ich will abnehmen« zu stecken. Völlig unnötig! Sie kommt ja nicht jeden Tag vor. Alles kann man wettmachen, mit der nächsten Mahlzeit. War die Currywurst mit Pommes in der Kantine stärker als Ihr Wille? Dann machen Sie abends ein No-Carb-Essen. Auch das finden Sie in unseren Rezepten. Wenn Sie abends einen Fisch mit Gemüse essen (keine Carbs!) und erst beim Frühstück wieder mehr Carbs aufnehmen,

◆◆ *Carb-100-Diät: kurze Gebrauchsanleitung*

dann hatten Sie vom Mittagessen bis zum Frühstück 18 Stunden, in denen der Körper Fett abbaut – mehr dazu ab Seite 30. Es ist übrigens gar nicht so dumm, dem Körper zwischendrin mal wieder mehr Kalorien anzubieten. Dann kommt er nicht auf die Idee: »Es kommt auf lange Zeit weniger und ich muss die (Fett-) Speicher auffüllen.« Sie dürfen sich halt nur nicht von der Waage frusten lassen. Denn schwere Gedanken stoppen den Fettabbau.

◆ **Vorbereitet:** Ich empfehle ein Gespräch mit dem Arzt. Den sollten Sie in Ihre Abnehm-Absichten einweihen. Und mit ihm ein Gespräch führen über sinnvolle Nahrungsergänzung, siehe auch Seite 107.

◆ **Mit System:** Eine Diät für alle funktioniert nicht. Der eine mag halt keine Eier, den anderen plagt die Erdbeerallergie, der Dritte kann gut auf Carbs im Frühstück verzichten, wenn er dafür abends Pasta kriegt. Der Nächste kocht gerne nach Rezepten, der andere nicht. Deswegen finden Sie ab Seite 136 den Carb-100-Baukasten, Rezepte zum Rauspicken. Und lauter kleine Carb-Extras zum Dazu-Kombinieren – von der Kartoffel bis zum Fruchtsorbet. Sie finden Vorschläge für Frühstück, Hauptmahlzeit und eine leichte Mahlzeit, die man auch mit ins Büro nehmen kann. Tabellen und Low-Carb-Quickies helfen weiter, wenn Sie keine Lust zum Rezepte-Nachkochen haben und lieber selbst etwas kreieren. Der Carb-Gehalt steht bei jedem Rezept.

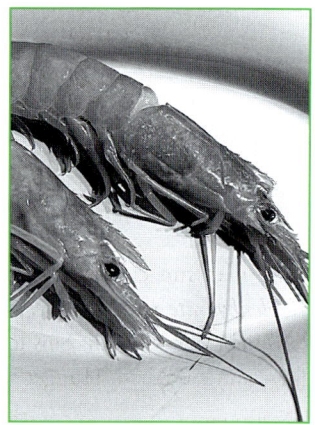

Wichtig: Nur dreimal am Tag essen – es sei denn, Sie brauchen mehr. Wenn zwischendurch Hunger aufkommt, finden Sie auf Seite 192 kleine Snacks, die den Insulinhaushalt nicht belasten.

Der angeheizte Superhunger

Vor 23 000 Jahren hat einer unserer Vorfahren wilde Gerste zwischen zwei Steinen zermahlen. Diesen Mahlstein hat man kürzlich erst gefunden. Die Forscher vermuten, dass man damals daraus auch schon so etwas wie Brotfladen gebacken hat. So lange backen wir schon? Tja, so lange ist das nicht. Unser biologisches Programm ist zwei Millionen Jahre alt. Die längste Zeit davon haben wir als Jäger und Sammler Wildkeule, Beeren und Wurzeln gegessen. Und so viel wilde Gerste gab es auch nicht, dass man – wie manche Ernährungsexperten heute noch raten – bis zu achtmal am Tag in den Brotkorb griff. Damals dürfte Brot eine willkommene Abwechslung und kleine Beilage gewesen sein.

10 000 Jahre ist es her, dass wir uns am Acker niederließen. Billiges Getreide anbauten, das die Welt versorgt. Damals verlor der Mensch an Stattlichkeit, wurde einen Kopf kleiner – und kränker. Seit 200 Jahren mahlen die Mühlen der Industrie die Gesundheit raus. Auf unseren Tellern liegt Stärke und Weißmehl – nichts anderes als eine Kette von Traubenzuckermolekülchen. Und unser Leben versüßt von morgens bis abends Zucker. Sogar in Form von Ketchup und Essiggurken.

Das süße Geschäft

Wer was Essbares verkaufen will, schaut natürlich, dass er so viel wie möglich davon loswird. Der Bedarf scheint grenzenlos: Unser Magen lässt sich dehnen (wenn ihn nicht nach der OP ein Silikonband daran hindert), die Fettzellen sind unersättlich (ehrlich: Man kann nicht alle absaugen) – und den Appetit kann man mit einem einfachen Trick anheizen: *Tu raffinierte Kohlenhydrate rein, also Weißmehl, Stärke, Zucker, mach es süß.* Süß liebt der Mensch. Süß lockt das Blutzuckerhormon Insulin – und das macht Hunger auf mehr. Das ist so, wieso, erkläre ich später.

Und weil der Mensch Hunger auf mehr hat, bietet man ihm größere Packungen an. Marktwirtschaftlich kein Problem, denn das Material ist günstig: Kohlenhydrate, wie Getreide, Zucker, Kartoffeln, Mais, Reis, Süßstoff, kosten nichts im Vergleich zu Gemüse und Fisch. So produziert die US-Industrie mittlerweile pro Tag 3800 Kalorien pro Person. Mehr als 2200 braucht der Mensch heutzutage nicht. Aber er schaufelt es rein: Der Hamburger hat in den letzten 50 Jahren von 202 auf 310 kcal zugespeckt. Die Portion Pommes hat sich seit 1955 verdreifacht – von 210 auf 610 kcal. Das Päckchen Kino-Popcorn ist heute siebenmal so groß – ein kleiner 5-Liter-Eimer. Die Colaflasche lieferte früher 79 kcal, heute 194. Die Pizza gibt's in Jumbo-Size. Schokoriegel schwollen um 50 Prozent an, die Teller sind gewachsen, die Eisbecher sind gewachsen, die Kinositze sind gewachsen. Der Hunger des Homo sapiens ist gewachsen.

125 Kilo mehr liegen auf dem Teller

Der stetig zunehmende Bauchspeck kommt nicht von schlechter Futterverwertung. Er kommt davon, dass man mehr isst, als man verbrennt. Die Amerikaner aßen 1970 noch 674 Kilo Lebensmit-

INFO

SÜSSE FAKTEN

Der Weltzuckerverbrauch hat sich in den letzen 40 Jahren verdoppelt. Der Verbrauch an Haushaltszucker stieg nicht an – aber unsere Nahrungsmittel werden immer süßer: Während 1995 in Deutschland noch 382 000 Tonnen Zucker in Eis und Schokolade flossen, waren es 2009 schon 446 000 Tonnen. Marmelade und Konserven sind um 4000 Tonnen Zucker süßer als 1995, Milcherzeugnisse um 20 000 Tonnen, Dauerbackwaren um 46 000 Tonnen. »Sonstige Produkte« enthalten 176 000 Tonnen Zucker mehr als 1995.

tel pro Person im Jahr. Und im Jahr 2000 waren es 799. Macht 125 Kilo mehr. Das ist bei uns nicht wesentlich anders. Was hat man da an 125 Kilo mehr gegessen? Genau: Kohlenhydrate. In Form von Kartoffeln, Produkten aus raffiniertem Getreide (Weißbrot, Nudeln, Reis), Zucker. Alles Kohlenhydrate, die zwar unterschiedlich aussehen – im Körper aber ein und dasselbe ergeben: Glukose = Zucker. Egal ob man Reis isst oder Schokolade oder Brot oder Kartoffeln oder Mais oder Bananen. Die winzigen Stoffwechselarbeiter in unserem Körper namens Enzyme nagen all das klein: zu Glukosemolekülchen. Zu Zucker. Der im Blut schwimmt und, wenn zu viel davon da ist, von der Leber in Fett umgewandelt wird.

125 Kilo mehr? Für so viel Zucker haben wir kein genetisches Programm. Der Steinzeitmensch fand ab und an eine süße Frucht – der Junk-Food-Mensch leidet an industrieinduziertem unbändigem Glukosehunger. Und speichert noch das Futter der Diätindustrie in seinen Fettzellen. »Light«-Produkte führten letztlich nur dazu, dass wir noch mehr essen und trinken.

Super-Size-Me-Geschichten

Also, ich hatte mit 16 Jahren 20 Kilo mehr als heute. Süßigkeitenpubertäts-Frustspeck. Der verlor sich mit meinem ernährungswissenschaftlichen Studium. Er kam nur einmal wieder. Ich war für sechs Wochen in den USA – mit schmalem Budget. Und legte acht Kilo zu. Das war mein persönliches Super-Size-Me. Da gab's einfach nix anderes als wunderbare Hamburger mit wahnsinnigen Pommes, Blaubeerpfannkuchen, Fisch nur im frittierten Mantel – und Krokodilfleisch. Letzteres – eiweißreich und fettarm – mochte ich leider so gar nicht.

Per Junk-Food zur Gänsestopfleber

Wahrscheinlich kennen Sie den Film von Regisseur Morgan Spurlock, der 30 Tage lang dreimal täglich bei McDonald's einkehrte und alle Super-Size-Menüs, die von den McDonald's-Mitarbeitern am Counter angeboten werden, annahm. Spurlock ließ sich während der gesamten Zeit von einer Kamera begleiten und erntete dafür am Ende jede Menge Lorbeeren. Sein Dokumentarfilm »Super Size Me« bekam den Preis für die beste Regie beim Sundance Festival in Park City (USA). Für seine Gesundheit endete das Selbstexperiment dagegen in einem Desaster. War der 33-Jährige zu Beginn seiner Fast-Food-Diät noch bei bester Gesundheit und in Topform, baute er bereits nach wenigen Tagen rapide ab. Nach 30 Tagen litt er unter Depressionen, ständigen Kopfschmerzen, Herz-Rhythmus-Störungen und Impotenz. Er hatte 12 Kilo zugelegt, steigerte seinen Körperfettanteil von 11 auf 18 Prozent und hatte die Leberfettwerte einer gestopften Gans.

INFO

DA HABE ICH GEWEINT

Ich sah eine Reportage über Massentierhaltung im ZDF. Die Zustände werden immer schlimmer. Hochgezüchtet auf Fleischgehalt, können die Truthähne mit gigantischen Brustblasen, nicht mehr aufstehen. Zu Zehntausenden zusammengepfercht siechen sie mit abgehackten Schnäbeln dem Tod auf dem Fließband entgegen, unter grünem Licht, damit sie nicht aggressiv werden. Dabei gibt's auch ein glücklicheres Federvieh, in der Wintergartenhaltung oder der Weidelandhaltung. Nur, so halten viele »Lebendprodukt«-Produzenten ihre Tiere nicht – ich zitiere: »Weil der Verbraucher die zehn Cent mehr nicht zahlen will.« Ich finde man sollte jeden Tag so eine Reportage im Fernsehen bringen. Damit der Appetit auf Sonderangebote endlich versiegt. Ach ja: 90 Prozent des Geflügels, das wir im Fertigprodukt kaufen, stammen aus dem Ausland. Dort geht es noch schlimmer zu.

Was hat Spurlock mit seinem Film erreicht? Sicher nicht, dass die Kinder künftig Salat statt Burger & Fritten an der Theke ordern. Kinder übrigens, die, sagen die Mediziner, wahrscheinlich vor ihren Eltern sterben. Egal, ob sie in Texas, Tokio oder Esslingen leben. Denn neueste Studien zeigen: Das Risiko für Übergewicht und Diabetes wird schon in der Schwangerschaft angelegt. Durch Mast mit Industrie-Kohlenhydraten. Auch hierzulande erleben immer mehr ihr persönliches Super-Size-Me. Halt nicht in 30 Tagen.

Der Mensch braucht einen Feind

Was macht nun dick? Irgendwas muss ja schuld sein an den ungeliebten Polstern an Bauch, Beinen und Po. Nicht etwa die Tatsache, dass man zu satt ist, um sich zu bewegen. Der Mensch braucht einen Buh-Stoff, den er verantwortlich machen – und meiden kann, damit er guten Gewissens aus anderen Töpfen schlemmen darf. Lange Zeit war es das Fett.

Weil aber »light«-Produkte und Fettsparen jahrzehntelang nichts gebracht haben, brach in den USA das Low-Carb-Fieber aus. Man meidet dort Kohlenhydrate (Carbs) wie der Teufel das Weihwasser. Robert C. Atkins, der Diät-Papst der 70er Jahre, feierte sein Comeback mit Millionen verkauften Büchern. Geflügel- und Eierproduzenten freuen sich über gigantische Zuwachsraten – Bäcker, Fruchtsaft- und Pastahersteller weinen über die Umsatzeinbußen. Und in den Versuchstöpfen der Nahrungsmittelindustrie brodeln neue Zutaten, dem unverdaulichen kalorienfreien Fett weicht das unverdauliche kalorienfreie Kohlenhydrat. Die 2-Carb-Natchos schmecken halt nach Pappe.

Irgendwann in der Zukunft werden wir wohl eine Low-Protein-Ära haben. Damit wären alle drei Hauptnährstoffe als

Dickmacher abgehakt: Fett, Kohlenhydrate und Eiweiß. Vielleicht fängt man dann bei Vitamin C an …

Carbs meiden bringt nichts

Ich liebe frisches Roggenbrot mit Butter. Braucht mein Gaumen, meine Seele – ab und zu. Ohne Pasta könnte ich nicht leben. Obwohl No Carb der letzte Schrei ist: Es ist dumm, Kohlenhydrate zu verteufeln, denn sie liefern …

◆ **Genuss:** Wem schmeckt Mozzarella mit Tomaten ohne eine kleine Scheibe Brot? Mir nicht. Genauso, wie ich gedünstetes Gemüse ohne Öl nicht runterbringen würde. Was wäre ein Leben ohne ab und an ein Stückchen Schokolade oder ein Eis? Um No-Carb-technisch Fett zu verlieren, muss man auf die kleinen Sünden verzichten. Oder Low-Carb-Kunststoffriegel essen. Das müssen Sie hier mit diesem Buch nicht.

◆ **Brainpower:** Wenn das Gehirn nicht täglich seine 60 bis 100 g Kohlenhydrate bekommt, dann baut der Körper wertvolle Muskelmasse in Zucker um. Studien zeigen: Wer auf Kohlen-

---

INFO

◆

KOHLENHYDRATFREI KREBSZELLEN AUSHUNGERN

Ist Ihnen Dr. Johannes Coy ein Begriff? Ein Genforscher, der entdeckt hat, dass man mit einer kohlenhydratfreien Diät Krebszellen aushungern kann. Ganz einfach weil die Krebszelle 30-mal so viel Zucker verstoffwechseln wie die gesunde Zelle. Und deshalb auch sehr anfällig ist, für Zuckerentzug. Das ist übrigens nicht neu. Den Ansatz kennt auch die Erfahrungs-Medizin. Zum Beispiel Johanna Budwig mit der »Öl-Eiweiß-Kost«. Fest steht: Ernährung und Krebs hängen eng zusammen. Wer mehr wissen will, liest das Buch »Krebszellen mögen keine Himbeeren« von Prof. Richard Béliveau.

hydrate ganz verzichtet, der kann sich schlechter konzentrieren, erinnert sich schlechter und lernt schlechter.

◆ **Vitalstoffe:** Wer Kohlenhydrate verschmäht, ernährt sich einseitig. Die Zellen bekommen nicht alle Vitalstoffe, die in Korn und Früchten stecken. Das kann man zwei Wochen tun – aber nicht ein ganzes Leben.

◆ **Faser-Medizin:** Vollkorn, Obst und Gemüse enthalten wertvolle Ballaststoffe, die schlank halten und vor Krebs schützen. Nur 10 g Ballaststoffe mehr täglich senken das Herzinfarktrisiko um 19 Prozent.

◆ **Gute Laune:** Wer keine Kohlenhydrate isst, wird grantig, wie wir hier in Bayern sagen: sehr, sehr schlecht gelaunt. Optimal ist es, Eiweiß mit Kohlenhydraten zu kombinieren. Denn das macht glücklich. Wer den Fisch mit Wildreis, die Garnele mit Pasta, den Quark mit Obst genießt, liefert dem Gehirn Stoff für die Bildung von Neurotransmittern, die gute Laune machen. Dopamin und Norepinephrin muntern auf, machen zufrieden und geistig rege. Und das wird, wer die Wurst ohne Brot isst, mit Sicherheit nicht.

Fazit: Wer abnehmen will, sollte auf Carbs achten. Und clever genießen.

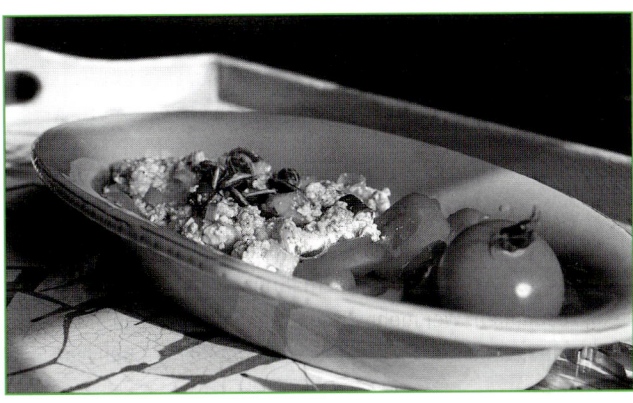

Lauter XXL-Gründe

Es sind nicht allein die Kohlenhydrate, die dickmachen, nicht allein das Fett. Das alles lässt die Polster schwellen:

Mangelnde Bewegung. 1.

Wer sich nicht bewegt, verbrennt weniger Kalorien und verliert seine Muskeln, die Fettverbrennungsöfchen.

Der Glaube an »light«: 2.

Fettsparen hat nicht schlank gemacht, sondern dick und krank. Grund: Fett (das richtige!) macht satt, fördert fettverbrennende Vorgänge im Körper – und ist lebensnotwendig wie ein Vitamin.

Kohlenhydratmast: 3.

Industriell verarbeitete Kohlenhydrate (Industrie-Carbs) regen den Körper an, viel Insulin zu produzieren, unser Fettspeicher-hormon. Solange Insulin im Blut schwimmt, können Enzyme kein Fett abbauen.

Süßstoffe: 4.

Süßes ohne Kalorien schaltet den körpereigenen Kalorienzähl-mechanismus aus. Macht Lust auf mehr. Siehe auch Seite 58.

Softdrinks: 5.

291,4 Liter Softdrinks trinkt der Deutsche pro Jahr, wissen Sie, wie viel Zucker das ist? 30 Kilo Zucker = 123 000 kcal = the-oretisch 17,6 Kilo Fett. Schon ein Drink pro Tag erhöht das Diabetes-Risiko drastisch.

Süßsucht: 6.

Süß gehört zu den ursprünglichsten Geschmackserfahrungen, süß signalisiert: Energie. Süßes löst sogar Euphorie aus, denn es stimuliert die Produktion von unserem Glückshormon Serotonin – und treibt gleichzeitig in die Heißhungerfalle, den Unterzucker.

Zu wenig Eiweiß:
7.

Wer Fett spart, nimmt meist auch zu wenig Eiweiß auf. Der Körper baut Muskeln ab. Folge: Jo-Jo-Effekt, weil Fettverbrennungsöfchen fehlen. Den Fehler macht man übrigens auch, wenn man anfängt, die wenigen Kohlenhydrate der Milchprodukte zu zählen.

Zu wenig Nährstoffe:
8.

Eine chemische Reaktion kann nur ablaufen, wenn alle Zutaten vorhanden sind. Unser Energiestoffwechsel ist ein chemischer Prozess. Er läuft nur in Richtung schlank ab, wenn der Körper kriegt, was er braucht. Und dazu zählen auch essenzielle Fettsäuren, Eiweiß und Vitalstoffe.

Zu viel Aromastoffe und Geschmacksverstärker
9.

machen aus etwas, das Sie niemals essen würden, etwas, das Sie mit großem Appetit runterschlingen. Ein halbes Prozent E 621 (Glutamat) im Essen reicht – und es wird weniger gekaut und schneller geschluckt, die Fresslust gefördert.

Zu viel Stress:
10.

Stress greift in den Hormonhaushalt ein, erzwingt ein uraltes Überlebensprogramm: Iss Süßes, dann bist du deinem Feind überlegen. Denn die Kohlenhydrate liefern unmittelbar Energie für Flucht oder Kampf.

Waagen-Frust:
11.

Wer ständig auf die Waage steigt und denkt: »ich bin zu schwer«, stoppt den Fettabbau. Die Gehirnforschung zeigt: Jedes negative Gefühl lockt Stresshormone, die mobilisieren Zucker, der lockt Insulin. Das bremst die Lipolyse. So macht die Waage dick.

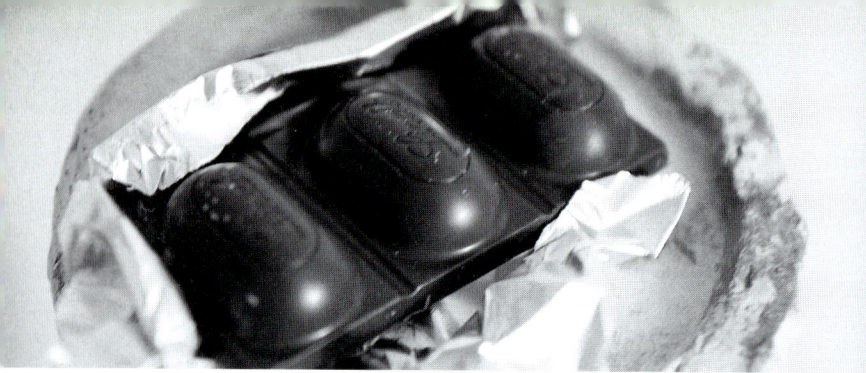

Raus aus der Kohlenhydratfalle!

Welche (Low-Carb-)Diät darf's denn sein?

Es gibt nicht eine Diät für alle. Genauso, wie es nicht einen Schuh gibt, der allen passt. Deswegen dürfen, ja, müssen Diäten unterschiedlich sein. Nur ein Prinzip sollten sie alle einhalten: gesund sein – fürs Leben. Und dazu zählt auch, dass es schmeckt. Diät heißt nämlich nicht »Hunger«, »Entbehrung«, »Kasteiung«, »Frust«. Diät kommt aus dem Griechischen und heißt »Lebensweise«. Und diese kann, ja, sollte voller Energie, guter Laune und Tatendrang sein. Mit der richtigen Diät, also »Lebensweise«, kann man nämlich mit den Pfunden auch Trägheit ablegen, Nervosität, Lustlosigkeit, schlechte Laune … Nur welche ist die Richtige?

Viele Menschen sind mit dem GLYX-Prinzip zufrieden. Meine Leser haben bis zu 50 Kilo damit abgenommen. Wie, und wie fröhlich, das kann man im GLYX-Forum nachlesen: www.die-glyx-diaet.de. Andere genießen die Trennkost-Philosophie, wieder andere halten Atkins durch – bis sie ihr Traumziel erreicht haben. Der Franzose Michel Montignac, einer der ersten, der Kohlenhydrate vom Speiseplan strich, wurde von Experten lange angefeindet, seine Klienten schwören auf ihn. Professor Olaf Adam erfand die KFZ-Diät, Nicolai Worm die Logi-Methode – und beide haben eine große Anhängergemeinde – genauso wie Metabolic Balance. Das Prinzip all dieser Diäten ist gleich: Jede hält das Heißhunger- und Fettspeicher-Hormon Insulin in Schach – holt aus der Kohlenhydratfalle. Denn heute wissen wir: Nicht (nur) Fett macht dick, sondern die Mast mit Kohlenhydraten – mit Stärke (aus der Kartoffel, dem Weißmehl, der Nudel) und mit Zucker.

Insulin sorgt für pralle Fettdepots

Wir können nur ein Pfund Kohlenhydrate im Körper speichern, in Muskel und Leber in Form von Glykogen. Wir haben aber einen schier unendlichen Fettspeicher – in den wandern Fett und überschüssige Kohlenhydrate. Vielleicht kennen Sie den 495-Kilo-New-Yorker Michael Hebranko aus dem Fernsehen? Den 46-Jährigen, der zum Frühstück 24 Hotdogs isst, musste man mit einem Gabelstapler aus dem Fenster hieven, auf einer Spezialtrage, in der man sonst Kleinwaale transportiert.

Carbs plus Fett gleich fett

Also, wir können 450 Kilo Fett und nur ein halbes Kilo Kohlenhydrate speichern. Darum lässt uns unser genetisches Programm niemals gleichzeitig Fett und Kohlenhydrate verbrennen. Wär im Grunde auch unsinnig, weil die Natur selten Fett und Kohlenhydrate zusammenpackt. Sie hat die süße Frucht gemacht, für ein bisschen Kohlenhydrate am Morgen. Und den Wildbraten, für ein bisschen Fett am Abend. Gesundes Fett, Wild-Fett, mit vielen schlank haltenden Omega-3-Fettsäuren.

Der Steinzeitmensch aß keinen fetten Hormonmast-Braten mit Mehlschwitzesauce.

Heute noch holt sich der Körper Energie immer erst aus den Kohlenhydraten: aus dem Zucker, dem Brot, der Kartoffel, der Nudel. Derweil warten die Butter, die Sauce, die Wurst in der Fettzelle auf der Hüfte darauf, dass keine Kohlenhydrate mehr da sind. Meistens vergebens. Deswegen ist einer der schlimmsten Dickmacher in unserer Kultur das Wurstbrot. Brot ist unsere Haupt-Kohlenhydratquelle – und Wurst die liebste Quelle für tierisches Fett.

Insulin sperrt die Butter ein

Dass die Butter in der Fettzelle bleibt, dafür sorgt das Blutzuckerhormon Insulin. Das schüttet die Bauchspeicheldrüse immer dann aus, wenn wir Stärke oder Zucker essen. Weil dann Glukosemoleküle (Zuckermoleküle) im Blut auftauchen, den Blutzucker steigen lassen. Insulin sorgt dafür, dass der Zucker aus dem Blut in die Muskelzellen kommt, um dort verbrannt zu werden, oder in die Leber, um in Reserve-Glukose oder in Fett umgewandelt zu werden.

Fettabbau namens Lipolyse unmöglich

Auf der Hüfte warten die Fettmoleküle aus der Butter, dem Speck oft den ganzen Tag darauf, dass sie vielleicht mal abgebaut werden. Nun kommt aber immer Nachschub an Kohlenhydraten, der zuerst abgebaut wird: der Fruchtnektar, die Banane, der Keks, die Cola, das Wurstbrot, der Riegel, das Bier … Und: Insulin sperrt das Fett in der Fettzelle ein, denn solange Insulin aktiv ist, legen sich die fettabbauenden Enzyme schlafen. Der Chemiker sagt: Lipolyse kann nicht stattfinden, übersetzt: kein Fettabbau.

Hinzu kommt: Wir essen meistens etwas, das die Kombination Kohlenhydrate plus Fett enthält: die Torte, die Schokolade, den Braten mit Knödel, Nudeln mit Sahnesauce, Wurstbrot, Hamburger, Chips, Kekse, Pommes, Riegel. Die Stärke und der Zucker daraus locken das Insulin, welches das Fett daraus gleich auf die Hüfte in die Fettzellen schickt – und dort festhält. Das macht halt dick. Diese Lebensmittel können Sie sich gedanklich gleich auf die Hüften kleben. Außer: Sie treiben Sport.

DAS AUF UND AB DES BLUTZUCKERSPIEGELS

INFO

Der Blutzuckerspiegel, also der Gehalt an Glukose im Blut, liegt normalerweise bei 1 Gramm pro Liter Blut. Wenn Sie nun etwas mit Kohlenhydraten essen, das die Verdauungsenzyme in Glukosemoleküle klein machen, tauchen diese Glukosemoleküle im Blut auf, erhöhen den Blutzuckerspiegel. Ein Apfel erhöht ihn schwach auf ewa 1,2 Gramm pro Deziliter Blut. Weißbrot oder Bratkartoffeln erhöhen ihn stark auf 1,75 Gramm pro Deziliter (und sogar höher). Je höher der Blutzuckerspiegel, desto mehr Insulin schüttet die Bauchspeicheldrüse aus, um den Zuckerspiegel wieder zu normalisieren. Weil viel Zucker im Blut giftig für die Gefäße, für die Organe, für die Nerven ist. Insulin schickt also die Glukosemoleküle in die Körperzellen zum Verbrennen oder in die Leber, um dort als Glykogen gespeichert zu werden. Ist der Glykogentank aber voll, dann wird der Zucker in Fett umgewandelt und auf der Hüfte entsorgt. Sinkt der Blutzuckerspiegel, dann taucht der Gegenspieler von Insulin auf, das Glukagon. Und dieses Hormon sorgt dafür, dass Glukosemoleküle aus dem Zuckervorrat mobilisiert werden, um den Zuckerspiegel nicht weiter absinken zu lassen. Weil das Gehirn und die Nerven von dem Zucker im Blut abhängig sind. Deswegen wird Glukagon auch oft Fastenhormon genannt: Es zeigt, der Körper befindet sich nicht in der Insulin-Fett-Speicherphase.

Heißhungerfalle: Hypoglykämie

Kennen Sie. Etwa zwei Stunden nach dem Frühstück oder Mittagessen sind Sie müde bis lethargisch, vielleicht sogar nervös, zittrig, kriegen Kopfschmerzen oder können sich nicht mehr konzentrieren – und Sie haben Hunger, ja Heißhunger. Das passiert Ihnen nach einem Salat mit Thunfisch nicht. Aber nach einem Marmeladenbrotfrühstück, nach Cornflakes, nach Braten mit Nudeln, Kartoffeln oder Knödeln, nach einer Pizza. Nach einem Essen mit vielen Kohlenhydraten, die schnell ins Blut dringen. Der Blutzucker steigt steil an, die Bauchspeicheldrüse schüttet hektisch sehr viel Insulin aus. Das Insulin schaufelt den Zucker aus dem Blut – so effektiv, dass der Blutzucker schnell sinkt. Dem Gehirn geht der Zucker aus – und es zwingt Sie, für Nachschub zu sorgen. Dieser Zwang ist stärker als Ihr Wille. Sie müssen einfach einen Schokoriegel essen, an den Kühlschrank gehen … Das führt in die Kohlenhydratsucht. Aus diesem Kreislauf holt Sie diese Diät heraus.

Leiden Sie unter Insulinresistenz?

Isst (oder trinkt) man viel Zucker und Stärke und lockt so ständig Insulin, reagieren die Zellen irgendwann nicht mehr auf den Insulinbefehl: »Zucker aufnehmen!« Dann schickt die Bauchspeicheldrüse noch mehr Insulin zu Hilfe. Man wird noch dicker. Und die Zellen stumpfen durch die Insulinflut ab. Der Arzt spricht von Insulinresistenz, die unweigerlich in Diabetes mündet. Die Bauchspeicheldrüse stellt erschöpft ihre Produktion ein. Die künstliche Insulinpumpe übernimmt ihre Aufgabe.

Sie sind übergewichtig? Essen häufig Kohlenhydrate? Nehmen schwer ab? Dann sollten Sie vielleicht einmal gucken, ob Ihre Zellen noch auf Insulin hören. Ob nicht ständig ein Übermaß an diesem Hormon in Ihrem Körper den ganzen Stoffwechsel durcheinanderbringt. Experten schätzen: Jeder vierte Deutsche leidet bereits an einer Insulinresistenz, die mit großer Wahrscheinlichkeit in den nächsten Jahren zum Diabetes Typ 2 führt. Und zu Herzinfarkt, Schlaganfall, Erblindung, Amputation, Nierenversagen.

Was passiert im Körper, was sieht der Arzt?

◆ **Das erste Stadium:** Damit Glukose (Traubenzucker) aus Süßem, Kartoffeln, Nudeln, Obst & Co in Muskel-, Fett- und Leberzellen gelangen kann, ist Insulin notwendig. Es schließt die Zelle für die Glukose auf. Wenn man unter Insulinresistenz leidet, kann das Insulin seine Wirkung an den Zellen nicht mehr richtig entfalten – sie nehmen nicht mehr genügend Glukose auf. Das versucht die Bauchspeicheldrüse zu kompensieren, indem sie die Insulinproduktion ankurbelt. Funktioniert ganz gut. Der Blutzuckerspiegel bleibt normal.

◆ **Das zweite Stadium:** Auch hier erkennt der Arzt am Nüchternblutzuckerspiegel nichts. Ganz einfach, weil Sie noch nicht gefrühstückt haben. Die Betazellen der Bauchspeicheldrüse produzieren ihr Insulin am Rande ihrer Leistungsfähigkeit. Und Blutzuckerspitzen nach dem Essen können nicht mehr abgefangen werden. Das bedeutet: Der zu hohe Blutzucker (den man nüchtern natürlich nicht feststellt) kann seine schädigende Wirkung in Gefäßen und an Nerven ungestört ausüben. Man spricht von einer »gestörten Glukosetoleranz«.

◆ **Im dritten Stadium,** nach einigen Jahren, ist der Typ-2-Diabetes leicht zu diagnostizieren. Nun zeigt nämlich auch die Nüchternmessung erhöhte Blutzuckerwerte – nur: Sie sind schon diabeteskrank. Weil Ihre Bauchspeicheldrüse erschöpft ist, gar nicht mehr genug Insulin herstellen kann. Bei etwa der

Hälfte aller frisch diagnostizierten Diabetiker sind bereits Organschäden nachweisbar.

Insulinresistenz lieber früh testen!

Nüchternblutzucker sagt also jahrelang gar nichts – erst wenn es zu spät ist.

◆ Machen Sie lieber den *Glukosetoleranz-Test*. Sie trinken morgens im nüchternen Zustand und nach der ersten Blutentnahme eine Zuckerlösung. Der Arzt misst nach 60 und 120 Minuten nochmals den Blutzucker. Ein Diabetes mellitus liegt vor, wenn der Blutzuckerwert zwei Stunden nach der Zuckermahlzeit über 200 mg/dl beträgt.

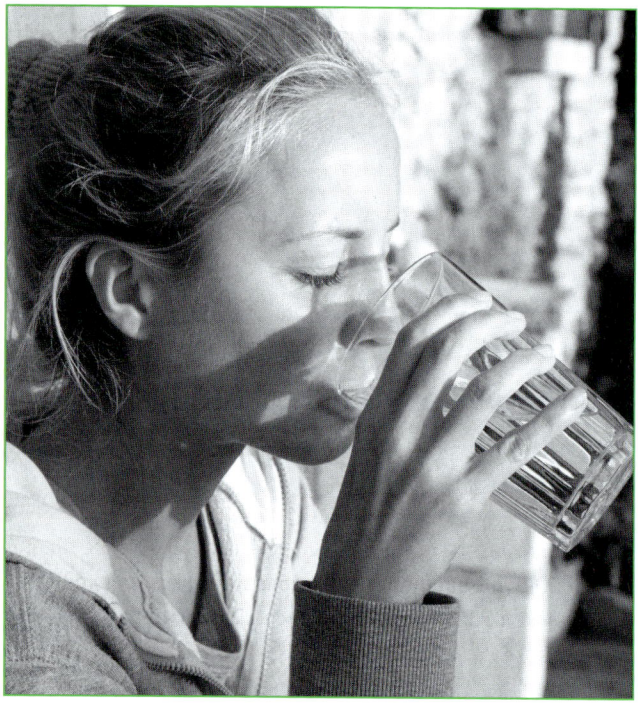

◆ Auch gut: *Hba1c-Test*. Der Arzt misst den HbA1c-Wert – Ihr sogenanntes Blutzuckergedächtnis. Liegt er über 6,1 Prozent, hatten Sie in den letzten drei Monaten erhöhte Blutzuckerspiegel.

◆ Auch hohe *Nüchternwerte* von Insulin, C-Peptid und Triglyceriden sowie niedrige Werte von HDL-Cholesterin zeigen eine Insulinresistenz an.

Insulinresistenz kann man rückgängig machen

Sie wollen nicht, dass Insulin über Ihren Körper regiert, Sie dickmacht, Sie in den Diabetes schickt? Kein Problem, das kann man verhindern:

◆ Essen Sie Lebensmittel mit niedrigem GLYX (Seite 40), die locken kaum Insulin.

◆ Bewegen Sie sich täglich 30 Minuten, jeder Schritt macht die Zellen wieder sensibler auf Insulin.

◆ Trinken Sie zwei bis drei Liter pro Tag, jede Stunde ein Glas Wasser. Studien zeigen: Durstige verschrumpelte Zellen sind unsensibler gegen Insulin.

◆ Nehmen Sie ab. Würden die übergewichtigen Deutschen im Schnitt zehn Kilo abnehmen, gäbe es nur halb so viele Diabetiker, ein Drittel weniger Hypertoniker und ein Drittel weniger Menschen mit Fettstoffwechselstörungen.

INSULINRESISTENZ MACHT UNFRUCHTBAR

Eine Insulinresistenz ist ganz häufig der Grund dafür, dass ein Babywunsch sich nicht erfüllt. Sie ist eine Ursache für das PCO-Syndrom (hoher Androgenspiegel, Zysten in den Eierstöcken), das unfruchtbar macht. Darum gibt es im Forum so viele GLYX-Babies.

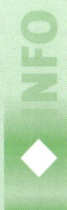

SIND CARBS STÄRKER ALS IHR WILLE?

Wie arg haben Kohlenhydrate Sie im Griff?
Leiden Sie bereits an einer Insulinresistenz?

		Ja	Nein
1.	In Ihrer Familie leidet bereits jemand unter Altersdiabetes, Diabetes Typ 2?	☐	☒
2.	Sie haben nach einem richtigen Frühstück eher wieder Hunger als nach einem ausgefallenen?	☐	☐
3.	Etwa zwei Stunden nach dem Mittagessen fühlen Sie sich schlapp, brauchen etwas Süßes oder wenigstens einen Kaffee mit Zucker?	☐	☐
4.	Nach einer großen Mahlzeit fühlen Sie sich ohne Energie und müde?	☒	☐
5.	Wenn Sie Kekse, Brot oder Schokolade essen, fällt es Ihnen schwer, nach einer kleinen Portion damit aufzuhören?	☐	☐
6.	Etwa zwei Stunden nach einem Essen werden Sie manchmal müde, hungrig, gereizt, unkonzentriert und lustlos, oder Sie bekommen Kopfschmerzen? Nach einem Bissen geht es Ihnen dann schon mal besser?	☐	☐
7.	Stress macht Sie hungrig – vor allem auf etwas mit Kohlenhydraten: Kekse, Schokolade, salzige Knabbereien, Pizza …?	☒	☐
8.	Sie essen am liebsten süß, brauchen auch Ihren Zucker oder Süßstoff im Kaffee oder Tee?	☐	☒
9.	Wenn Sie Kummer haben, trösten Sie sich mit etwas Süßem?	☒	☐
10.	Sie leiden häufig unter Stimmungsschwankungen von traurig bis euphorisch, von nervös bis matt?	☐	☐
11.	Es fällt Ihnen von Jahr zu Jahr schwerer, abzunehmen?	☐	☒
12.	Ein Eltern- oder Geschwisterteil hat Übergewicht?	☐	☒
13.	Sind Sie eher ein Bewegungsmuffel?	☐	☒
14.	Sie trinken zu wenig? Keine zwei bis drei Liter am Tag?	☒	☐
15.	Sie nehmen die Antibabypille, Abführmittel, wassertreibende Medikamente oder Kortisonpräparate?	☒	☐

Wie häufig haben Sie mit »Ja« geantwortet? Ihr Ergebnis:  7 ✗

Auswertung

Jedes »Ja« macht eine Kohlenhydratsucht und damit auch eine Insulinre-sistenz wahrscheinlicher – der Grund, warum Sie leicht zunehmen und schwer abnehmen. Die Autobahn in die Diabetes. Schon wenn Sie mehr als dreimal mit »Ja« geantwortet haben, sollten Sie sicherheitshalber mal zum Arzt gehen und einen Glukosetoleranz-Test machen (Seite 36). Die gute Nachricht: Auch wenn Kohlenhydratsucht und eine Insulinre-sistenz vorliegen – die kriegen Sie ganz einfach wieder los: Schalten Sie vier Wochen auf Carb-100 und nehmen Sie ab – und bewegen Sie sich.

CHECK: UND WIE SEHEN IHRE WERTE AUS?

Mit dem Insulinresistenz-Score nach Standl/Biermann erkennen Sie Ihr Risiko:

Der Body-Mass-Index: Liegt er über 25, kann schon eine Insulinresis-tenz vorliegen. Ihren Body-Mass-Index können Sie so berechnen:

Körpergewicht : (Körpergröße · Körpergröße) = kg/m²

◆ Body-Mass-Index: über 26 = 1 Punkt, über 30 = 2 Punkte

Kennen Sie Ihre Laborwerte?

◆ Blutdruck: über 140/90 (Bluthochdruck!) = 2 Punkte
◆ Nüchtern-Blutzucker ab 100 mg/dl = 1 Punkt,
   ab 110 mg/dl (Diabetes!) = 2 Punkte
◆ Triglyzeride über 230 mg/dl = 1 Punkt
◆ Gesamt-Cholesterin über 230 mg/dl = 1 Punkt

Wie viele Punkte sind es insgesamt bei Ihnen? Ihr Ergebnis:

Auswertung

0 bis 3 Punkte: insulinsensitiv bis leicht insulinresistent
4 bis 8 Punkte: deutlich insulinresistent

Was steckt hinter GLYX und GL?

Erlauben Sie mir einen kleinen Ausflug in die GLYX-Theorie, weil sie ja auch in diesem Buch eine Rolle spielt. Wer meine Bücher kennt, weiß, dass ich seit meinem Buch »Fatburner« (1999) die GLYX-Formel mit einbeziehe (einbeziehe! Der GLYX alleine macht noch keine gesunde Schlank-Küche aus!). Auf die Abkürzung GLYX bin ich damals am Küchentisch mit meinem Mann gekommen (sozusagen in Anlehnung an den DAX). Weil »Glykämischer Index« ein hässliches wissenschaftliches Wort ist – und viel Platz wegnimmt, den ich lieber in Infos stecke. Mein größter Wunsch war: Auf jeder Lebensmittelpackung sollte der GLYX stehen, dann kann man wunderbar gesund abnehmen.

Die GLYX-Formel besagt, ob ein Lebensmittel schlank hält oder dickmacht, weil es einen hohen GLYX hat und mit seinen Kohlenhydraten den Blutzucker stark ansteigen lässt, also viel Insulin lockt. Ich sage immer: so etwas wie eine moderne Kalorie. Die seit 30 Jahren erforscht wird – und sich bewährt hat.

GLYX unter 55 hält schlank

Schon in den 70er Jahren bewertete Dr. David Jenkins von der Universität in Toronto Lebensmittel nicht mehr nach Kalorien, sondern nach dem glykämischen Index (GLYX) – das heißt, nach dem Einfluss eines Lebensmittels auf den Blutzuckerspiegel, dem Einfluss auf das Hormon Insulin. Lässt es den Blutzucker schnell und hoch ansteigen, lockt es viel Insulin, das dickmacht. Oder es lockt wenig Insulin, und das hält lange satt und zufrieden, macht schlank. Dr. Jenkins gab Obst, Gemüse, Schokolade, Brötchen & Co einen Wert von 1 bis 100. Er empfahl seinen Patienten, nur die Lebensmittel mit einem niedrigen GLYX zu essen, einem Wert unter 55. Davon aber so viel, wie sie wollten – und siehe da, die Pfunde schmolzen nur so dahin.

Mittlerweile gibt es für viele Lebensmittel GLYX-Werte, die anzeigen, ob sie dickmachen oder nicht – leider nicht für alle, weil die Werte aufwändig im Blut von mehreren Testpersonen gemessen werden müssen.

Je weniger ein Lebensmittel den Zuckerspiegel hochtreibt, je weniger Insulin es lockt, desto niedriger ist die Zahl, desto niedriger ist sein GLYX und umgekehrt. Dabei kommen »gesunde« Lebensmittel wie Knäckebrot, Kartoffeln, Bananen oder Cornflakes gar nicht gut weg. Dafür haben fett- und eiweißreiche Lebensmittel wie Fisch, Fleisch und Milchprodukte sehr niedrige GLYX-Werte. Und für vieles gibt es die bessere Alternative: Roggenvollkornschrot statt Weißbrot, Bitterschokolade statt Vollmilchschokolade und Nudeln al dente sind besser als weich gekochte.

Es gibt viele Diäten, die gezeigt haben, dass das GLYX-Prinzip funktioniert: Michel Montignacs »Ich esse, um abzunehmen«. Die Zuckerknacker-Methode, die Dr.-Strunz-Diät, Fatburner, Logi-Methode, Metabolic Balance …

Die Sache mit GL

GLYX war den Forschern nicht genug – man muss das Ganze doch auch auf die Menge trimmen, die gegessen wird. Trauben zum Beispiel haben einen niedrigen GLYX von 45. Isst man aber ein Kilo Trauben, dann locken die auch viel Insulin. Eine große Portion Vollkornbrot oder Pasta (mit mittlerem GLYX) schlägt auch mit mehr Kohlenhydraten zu Buche. Und wenn man nur ein winziges Scheibchen Baguette isst, dann lockt das auch weniger Insulin.

Deswegen hat man eine Formel entwickelt für die »Glykämische Last« (GL): Man teilt den glykämischen Index (GLYX) durch 100 und multipliziert das Ergebnis mit der Menge der Kohlenhydrate der Portion. Heraus kommt die Glykämische Last: *GL = GLYX/100 · Kohlenhydrate pro Portion.* Liegt diese Zahl unter 10, macht das betreffende Lebensmittel in dieser Menge nicht dick.

Die GL sagt aber nicht, ob das Lebensmittel gesund ist oder nicht. So hat Cola die gleiche GL wie frisch gepresster Fruchtsaft. Mir ist die GLYX-Methode lieber, weil sie ohne Rechnen und Wiegen auskommt. Und die Formel ist einfach:

◆ Lebensmittel unter 55 locken kaum Insulin. Zwischen 55 und 70: Davon sollten Sie nur kleine Mengen genießen – und sie nicht mit Fett kombinieren. GLYX über 70: nur Minimengen erlaubt.

Menschen, die Zahlen und Wiegen lieben, mögen auch die GL, im »Carb Guide« ab Seite 198 finden Sie Carbs, GLYX und GL-Werte.

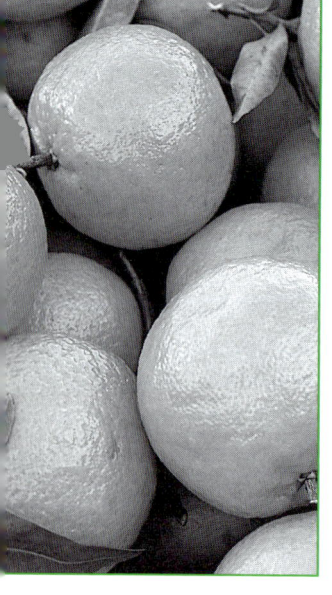

Ist GLYX (oder GL) alles?

Nein, natürlich nicht. Genauso, wie es Unsinn ist, nur Fett zu sparen. Wer meine GLYX-Bücher kennt, weiß, dass ich sowohl die GL in die Bewertung eines Lebensmittels einfließen lasse als auch seinen Anteil an gesunden oder weniger gesunden Fetten. Mit dem einfachen Ampelprinzip. Grün ist gut für die Linie. Gelb ist mittelgut. Rot ist nicht so gut. Und für Sie mache ich das gerade mit Zahlen. Und habe ständig pappige Finger, weil ich nachmesse, ob zum Beispiel ein Teelöffel Honig nun 5, 10 oder 15 Gramm wiegt – Sie glauben nicht, was da in den diversen Lebensmitteltabellen für unterschiedliche Werte drinstehen …

Tipp: Meine Mess-Arien habe ich noch ausgedehnt. Und ein kleines Büchlein daraus gemacht: »Meine GLYX-Zahlen«. Gibt's für 6,90 Euro im Buchhandel.

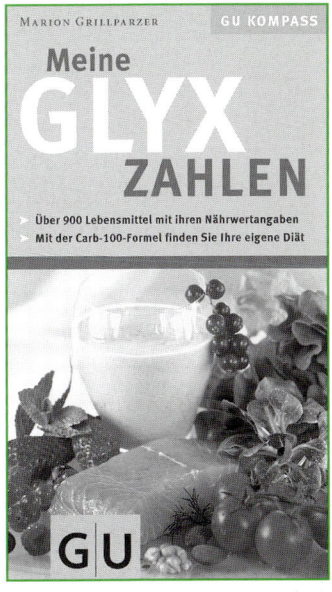

Sind alle Kohlenhydrate schlecht?

Nein. Während raffinierte Kohlenhydrate (Zucker und Weißmehl) Sie zum Essen zwingen, bremsen natürliche Kohlenhydrate (Vollkornbrot, Obst und Gemüse) den Hunger. Regen mit ihren Vitalstoffen die Fettverbrennung an. Es kommt wirklich nur darauf an, welche Lebensmittel Sie auswählen, wie viel Sie davon essen und wie Sie diese kombinieren, ob Fett auf den Hüften landet oder in den Zellkraftwerken der Muskeln verheizt wird. Das klingt jetzt kompliziert, ist aber ganz einfach.

Viele Studien zeigen mittlerweile: Wer Nahrungsmittel mit einem hohen glykämischen Index meidet, nimmt ab, verbessert alle Blutwerte, senkt sein Diabetes-, Herzinfarkt- und Krebsrisiko. In England hat sich übrigens eine große Supermarkt-Kette dazu entschlossen, ihre Produkte mit dem glykämischen Index auszuzeichnen. Sie haben 250 Produkte messen lassen. Das finde ich Kundenservice pur. Wenn's denn ehrlich ist. Auch hier kann ziemlich viel Schindluder getrieben werden, wie mit »light« und mit »low carb«. Man kann auf ein Fertigprodukt »GLYX niedrig« draufschreiben – trotzdem ist es noch lange nicht gesund und nett zur Hüfte, wenn gesättigte Fette und Transfettsäuren drinstecken. Oder jede Menge künstliche Süßmacher. Mehr dazu später.

WAS BRINGT DAS LEBEN NACH DEM GLYX?

In GLYX-Mission

Brigitte G., 63, aus Ungarn: Den Hinweis auf die GLYX-Diät verdanke ich meiner Tochter Barbara, 43. Sie wog vor neun Monaten noch 84 Kilo und hat dank GLYX 18 Kilo abgenommen. Dann fing auch ich an genau nach Buch meine Ernährung umzustellen. Ich habe in der Anfangszeit täglich fast vier Liter getrunken und zusätzlich 45 Minuten Nordic-Walking gemacht. Zum Glück hat mich mein Mann sehr unterstützt. Er hat sogar die Eintragung meines Gewichts in eine Tabelle übernommen und sich an meinem Erfolg gefreut. Im Schnitt habe ich 0,862 kg pro Woche abgenommen. Am Ende habe ich mein Gewicht von 69 Kilo auf 56 Kilo reduziert und halte dieses Niveau sehr gut – obwohl wir öfters Besuch haben und dann doch hin und wieder im Restaurant essen. Ich fühle mich sehr wohl in meiner »neuen Haut« und gehe auch wieder mit Lust Kleider kaufen. Einige Freundinnen habe ich bereits »missioniert«. Zum Beispiel meine Freundin Frieda, 53 Jahre alt, hat 14 kg abgenommen. Wenn ich Besuch habe, bekommen meine Gäste am Morgen den Fatburner-Drink und sind begeistert, wie gut er schmeckt und wie lange er sattmacht.

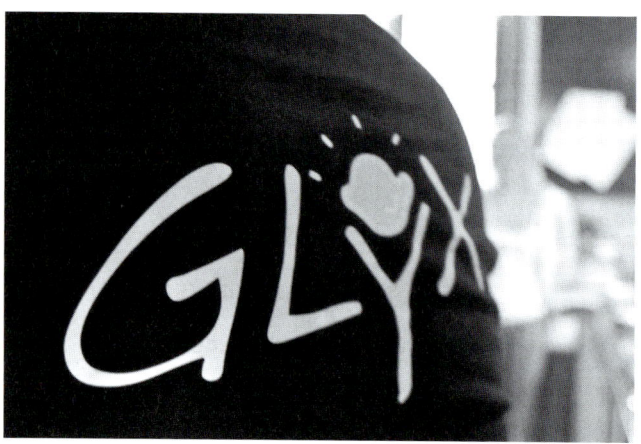

Glyx für Zwei

Anita und Walter aus Südtirol: Wir – mein Mann und ich – fühlen uns immer noch sehr wohl in unserer GLYX-Haut. Das Ausgangsgewicht war bei mir circa 53 kg und bei ihm circa 85 kg. Jetzt haben wir uns schon seit längerem auf 47,5 (ich) und 78,5 (er) eingependelt, das heißt ich habe 5,5 Kilo, er 6,5 Kilo abgenommen. Was aber für uns eine große Rolle spielt ist, dass man Tagesmüdigkeit mit dieser Form von Ernährung gänzlich vermeiden kann. Wir sind nach dem Essen nie mehr müde (außer durch lange Nächte!) – und das ist besonders für sitzende Berufe, die ständige Konzentration erfordern, sehr vorteilhaft. Wir haben jede Menge Leute in unserer Umgebung »angesteckt« und bei allen funktionierte es sehr gut. Ich esse Nudeln al dente, backe mit Dinkelvollkorn, trinke abends meinen Wein und esse sogar eine halbe Tafel Bitterschokolade. Was soll einem dann noch fehlen? Nicht zu vergessen meinen Jungbrunnen: das Minitrampolin ist für mich perfekt, weil ich so wenig Zeit habe. Auch eine internistische Kontrolluntersuchung nach etwa einem Jahr Ernährungsumstellung war für mich überraschend: Alle schlechten Werte hatten sich halbiert und alle guten verdoppelt. Der Arzt war sehr angetan davon und führt es auf die Ernährungsumstellung zurück. Er sagt, dass es sich bei der GLYX-Methode um die zurzeit populärste, aber auch wirkungsvollste Diät handelt.

Mehr Erfahrungsberichte finden Sie unter

www.die-glyx-diaet.de

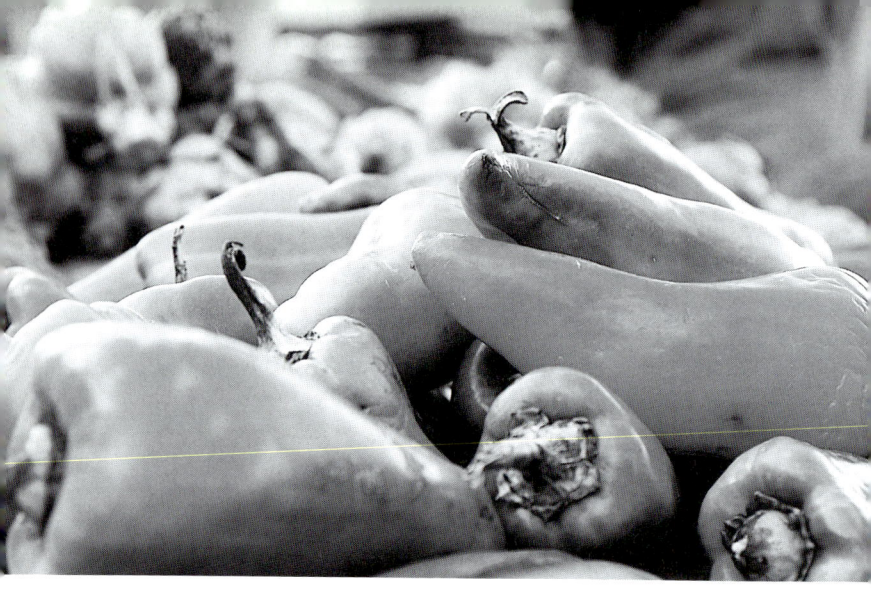

Reduktion? Ja, auf das Wesentliche!

Nein, nein, keine Kalorien-Reduktions-Diät. Davon halte ich nix. Das hat in der Vergangenheit die Menschen nur dickgemacht. Mir geht es um Reduktion auf das Wesentliche. Auf das, was der Körper braucht, auf das, was die Natur Ihnen liefert: Oliven, Mozzarella, Lachs, Erdbeeren, Joghurt, Walnussöl … All die guten Dinge, für die Sie ein genetisches Programm haben. All das, was Ihr Körper ganz dringend braucht, damit Sie gute Laune haben, alle 70 Billionen Körperzellen zufriedenstellen, vor Vitalität strotzen. Wenn Sie keine Zeit und keine Lust haben, sich ein bisschen Gemüse zu schnipseln, einen Zellschutz-Cocktail zu mixen oder mal einen Fisch in die Pfanne zu hauen, dann geben Sie das Buch lieber gleich weiter. Dann ärgern Sie sich nur über mich. Weil die Fix&hopp-Fertigprodukt-Küche nicht zu meiner Philosophie passt. Nicht zu der Lebensweise, die ich vermitteln will. Außer:

Der Hersteller hat sich wirklich Gedanken um den Wert seines Produktes gemacht – und Natur und Gesundheit reingesteckt. Und die findet man sogar in mancher Dose – etwa köstliche sonnengereifte italienische Tomaten, ohne Zusatzstoffe.

Wenn Sie sich von Low-Carb-Riegeln und -Pulvern aus der Dose ernähren wollen, dann werden Sie hier nicht glücklich. Davon halte ich nichts. Meine Philosophie lautet nämlich: Man muss essen, um abzunehmen. Man muss genießen, um abzunehmen. Und wenn man ein bisschen, nur ein bisschen Zeit investiert, ist das ganz leicht. Und ist das teuer? Nein. Feinschmeckern ist nicht teuer. Die Frage ist doch: Welche Gesundstoffe bringt die Kalorie mit? Natur von Fisch bis Mohrrübe einen Sack voll, ein in der Fabrik fertig gemachtes Produkt so gut wie nichts. Wenn Sie nun für Gesundstoffe bezahlen, die Ihnen gute Laune machen, Sie und Ihren Gaumen glücklich machen – da würden Fertigprodukte Sie in den Ruin treiben, so viel müssten Sie davon essen. Auch Bio kommt nach dieser Rechnung viel billiger. Denn Ihr Körper braucht einfach nicht so viel Masse – weil pro Kalorie mehr Gesundheit drinsteckt. Und der Geschmack? Eine Treibhaustomate braucht dreimal so viel Wasser und wächst dreimal so schnell. Da bleibt ihr nur ein Drittel der Zeit, um Aroma zu bilden … Fazit: Wenn Sie künftig für Qualität bezahlen, tun Sie etwas für die Umwelt, Ihren Körper – und Ihren Geldbeutel. Probieren Sie es aus!

Das Fertigprodukt und die Selbstachtung

In den USA gibt es jetzt nach den fettfreien und den zuckerfreien Produkten kalorienfreie »Nahrungsmittel«. Kalorienfreie Sirups, kalorienfreie Schokoladen, Marshmallows oder Käse, Dips, Pasta, Saucen, Marmeladen und Dressings. Aroma und

Füllstoffe. Pure Chemie. Im Internet auf www. Deutschlands-Dicke-Seiten.de stand folgender Kommentar zu diesem Trend: »Ich würde solchen Mist nicht essen. Ich glaube, die Gesichtscreme von Uschi Glas wäre nahrhafter.« Stimmt. Dem hab' ich nichts mehr hinzuzufügen, außer: »Igitt!«

Einmal schlug ich morgens beim Samstagsfrühstück die Süddeutsche Zeitung auf und fand dort einen Bericht von Joachim Bessing. Der Titel lautete: »Wir Müllschlucker. Ein Abgesang auf Fertignahrung und Designerfood.« Abgebildet war eine Fertigprodukt-Plastiktüte mit bunten Stücken drin in einer gelborangen Sauce. Darunter stand: »Dies ist ein Beutel mit Lebensmittelresten. Wer Selbstachtung hat, kauft so was nicht. Wer Selbstwertgefühl hat, isst so was nicht.« Oder etwa doch?

Wissen Sie, was da auf Ihrem Teller liegt, wenn Sie eine Tütensuppe, ein billiges Schlemmermenü essen? Nein. Das wissen nur die Food-Designer, die dieses Kunstprodukt aus Abfällen der Nahrungsmittelindustrie kreiert haben. Und die wollen nur eines: Sie im Supermarkt dazu bringen, es in den Einkaufswagen zu legen – und essend einen kräftigen Hunger auf mehr zu entwickeln. Gucken Sie mal auf foodwatch.de. Dort entlarvt man verbraucherfeindliche Praktiken – und kämpft für unser Recht auf sicheres und gutes Essen.

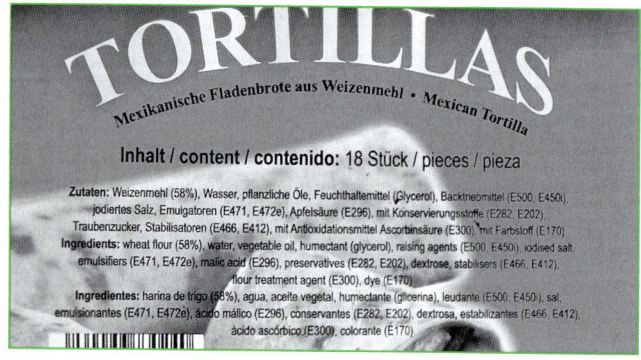

Das ernten Sie im Fertigprodukt

◆ Glutamat verstärkt den Geschmack, macht Hunger auf mehr.

◆ Die enthaltene »modifizierte Stärke« wandert gleich auf die Hüften, genauso wie die Unmengen von Zucker (oder Glukose).

◆ Transfettsäuren entstehen beim Härten von Fett in der Fabrik. Sie machen nicht nur fett, sondern die Gefäße und das Herz und jede einzelne Zelle krank.

◆ Acrylamid entsteht beim Erhitzen von Kohlenhydraten (Kekse, Chips, Pommes, Knäcke) – und macht Krebs …

◆ Süßstoffe mogeln die Kalorienzahl auf der Packung runter – und den Appetit rauf. Surfen Sie einmal im Internet und gucken Sie auf unabhängigen Seiten, was da zum Thema Süßstoff steht. Wetten, dass …

◆ Konservierungs- und Farbstoffe lösen Allergien aus. Ja, da könnte man ein ganzes Buch drüber schreiben. Lesen Sie, falls Sie das alles wissen wollen, ein Buch von Hans Ulrich Grimm: »Die Suppe lügt«, »Aus Teufels Topf« oder »Die Ernährungslüge«.

»Low« ist immer ein Geschäft

Jahrzehntelang diente das kleine Wörtchen »light« oder »low fat« dazu, den Menschen davon zu überzeugen, dass er den künstlichen, mit Wasser oder Luft verdünnten, mit Aromastoffen aufgepeppten, mit billigen Kohlenhydraten angereicherten Schund im Becher, in der Tüte braucht. Nun ist es eben »low carb«. Das große Geschäft mit Zuckeraustauschstoffen. Wer sich selbst achtet, kauft keine Abfälle, die mit 7000 Aromastoffen, Stärkeklebern, Farbstoffen, Geschmacksverstärkern, Zuckeralkoholen, Süßstoffen zu einem Kunstprodukt zusammengerührt wurden. Wer sich selbst achtet, achtet wie bei seinem Auto darauf, dass Qualität in den Tank fließt. Gott sei Dank gibt es auch Hersteller, die Qualität verpacken. Man muss nur ein bisschen Etiketten lesen können.

KLEINER ETIKETTEN-LESEKURS

Sie müssen wissen, dass die Zutaten auf dem Etikett immer in der Reihenfolge der enthaltenen Menge angegeben werden. Meiden Sie Produkte, wenn Sie folgende Angaben finden:

◆ **Zucker** an erster, zweiter oder dritter Stelle. Kann auch unter anderem Namen auftauchen: zum Beispiel als Saccharose, Glukosesirup, Isoglukose, Maissirup.

◆ **Weißmehl** oder **Stärke** an einer der ersten drei Stellen. Oder Sie finden »modifizierte Stärke« auf dem Etikett.

◆ **Gehärtete Fette.** Dann können Sie davon ausgehen, dass krebserregende, das Herz schädigende Transfettsäuren enthalten sind.

◆ **Aromastoffe** und **Geschmacksverstärker (Glutamat)**. Die gaukeln einen guten Geschmack vor, machen aber vor allem Lust auf mehr.

◆ Mehrere **E-Nummern.** Viele dieser E's sind zwar harmlos (andere lösen Kopfschmerzen und Allergien aus), aber alle zeigen, dass das Produkt aus der Retorte stammt. Es ist bunt, würzig, lang haltbar und hat eine gute Konsistenz – aber es ist tot.
Sie jedoch wollen künftig Lebensmittel mit möglichst vielen Vitalstoffen und wenig leeren Kalorien, damit Ihr Körper schlank und gesund bleibt.
Tipp: Auf abgespeist.de finden Sie die Produkte, die Sie im Regal stehen lassen sollten, dort steht allerlei spannendes über »Etiketten lügen wie gedruckt«.

Kennen Sie den einfachsten Trick, um abzunehmen?

Wissen Sie, wie Sie ganz einfach abnehmen? Indem Sie Ihrem Körper geben, was er braucht. Dann lässt er nämlich los von dem, was er nicht braucht. Wir alle haben ein genetisches Notprogramm. Fehlen dem Körper Nährstoffe, die er braucht, schraubt er den Stoffwechsel runter. Nutzt jede Kalorie effektiver aus. Bunkert das Fett auf den Hüften. Quält uns mit Heißhunger, mit Appetit auf mehr. Klug so, denn sonst hätte der Mensch karge Winter nie überlebt. Nun kriegt der Körper hierzulande in der Regel so gut wie nie, was er braucht. Er kriegt nämlich ziemlich viele Fertigprodukte. Ist so: Die Statistik sagt, zu 70 bis 80 Prozent ernährt uns die Industrie – und nicht die Natur. Und in dem, was da von den Förderbändern der Industrie auf unsere Teller rollt, stecken Aromen drin, die der Zunge vorgaukeln: Das ist natürlich, das schmeckt.

Die Statistik zeigt: Sie decken im Schnitt 45 Prozent Ihres Energiebedarfs aus Zucker und raffiniertem Mehl (mancher schafft auch 99 Prozent). Die Hälfte Ihres Treibstoffs besteht also aus nichts anderem als aus industriellen Kohlenhydraten – High Carbs, die heißen halt Marmeladentoast oder Cornflakes oder Riegel oder Schlemmermenü oder Pizza oder Tütensuppe oder Fruchtnektar oder Wurstsemmel – lauter verarbeitete Nahrungsmittel, die Zucker und Weißmehl enthalten, aber kein Leben.

Der Durchschnittsmensch, so zeigt die Statistik, isst täglich ein Pfund Kartoffeln und Getreide. 98 g Wurst. Aber nur 18 g Fisch, nur mickrige 250 g Obst und Gemüse. Er tankt also seine Batterie nicht auf – denn das ist unmöglich mit Industrie-Kohlenhydraten und Wurst und Zusatzstoffen … Dafür braucht er das, was die Natur auftischt.

HAT DIR WAS GEFEHLT, MARTINA?

Martina P., 22, hat die Carb-100-Diät getestet. Immer, wenn sie auf die Waage stieg, schickte sie mir eine SMS. Die letzte lautete: 101 Kilo, 34 Prozent Fett. Ein Erfolg? In vier Wochen hat Martina 10 Kilo verloren. 4 Prozent Fett. Aber sie kann ja selbst erzählen:

Hast du Hunger gehabt?
Nein. Nie. Im Gegenteil, ich bin oft richtig schön satt – aber im Gegensatz zu früher nie müde.

Hat dir was gefehlt?
Im Grunde nicht. Sogar der Heißhunger war weg. Früher bin ich ständig zum Kühlschrank geschlichen.

Warst du streng mit dir?
Ich hab mir schon auch mal einen Zwetschgendatschi, eine Pizza erlaubt. Und auf der Wiesn hab ich es mir so richtig gutgehen lassen.

Hat die Waage reagiert?
Das hab ich einfach in den nächsten Tagen ausgeglichen.

Wann ging nichts mehr?
In der dritten Woche hat der Digitalanzeiger stagniert. Dann in der vierten ging es aber wieder weiter runter mit dem Gewicht.

Ist das Carbs-Zählen kompliziert?
Nein. Einfach. Und man lernt, seine Ernährung fürs Leben umzustellen.

Die 70/30-Regel

Will ich Ihnen nun Angst vor dem Essen machen? Nein, mitnichten. Der Körper ist gutmütig, steckt einiges weg. Wenn Sie ihm das Werkzeug geben, das er zum Entschärfen der Stoffe benötigt, die sein System so nicht kennt: Pizza, Pommes, Puddingpulver, Tütensuppen, Schokoriegel wachsen halt nicht auf dem Baum. Darum behandelt das Ihr Körper auch ein wenig wie einen Fremdstoff. Und damit ihn das nicht müde, dick oder krank macht, braucht er nur ein wenig Schützenhilfe. Steckt alles in dem, was die Natur herstellt. Im Fisch, im Olivenöl, in der Nuss …

Mein Vorschlag: Leben Sie einmal vier Wochen lang nach Ihrem uralten, vom Steinzeitmensch geerbten genetischen Programm. Spüren Sie, wie gut Ihnen das tut. Und kehren Sie das Verhältnis um: Leben Sie zu 70 Prozent von der Natur. Und zu 30 Prozent von der Industrie. Auch ich esse gerne mal 'ne Pizza, 'ne Leberkässemmel, 'ne Praline, ein Schokocroissant …

Jo-Jo muss nicht sein

Wann schaltet der Körper auf Notprogramm? Nicht, weil ihm Kalorien fehlen. Er schaltet zum Beispiel auch bei der kalorienreichen Atkins-Diät auf ein Notprogramm namens Ketose – weil ihm Kohlenhydrate fürs Gehirn fehlen. Der Körper schaltet in erster Linie auf Notprogramm, wenn ihm Nährstoffe fehlen. Wenn er nicht das kriegt, was er braucht. Dann schraubt er den Stoffwechsel runter, und der Abnehmer erntet den Jo-Jo-Effekt. Nimmt schnell zu, wiegt nach der Diät bald mehr als zuvor. Sie wollen langfristig abnehmen? Dann geben Sie dem Körper künftig das, was er braucht. Wissen Sie, was Sie dann ernten? Fröhlichkeit, gute Laune, Kreativität, Lebenslust – jede Menge Energie.

Dicke Fakten

Also hierzulande bekommt der Körper nicht, was er braucht, weil sonst nicht 67 Prozent der Erwachsenen Probleme mit dem Gewicht hätten. Was noch viel schlimmer ist: unsere Kinder. Kürzlich bin ich durch den Wald gejoggt und einer Schulklasse begegnet. Jedes dritte Kind war zu dick. Die Mädchen mit Watschel-X-Beinen, die Jungen mit Busen. Wo haben die es denn her? Sie tun das, was man ihnen vorlebt. Zu Hause und in der Schule. Warum gehen sie hier im Wald gemütlich spazieren mit Cola und Wurstsemmel im Rucksack – und joggen nicht?

In Frankreich zog man die Notbremse: Verbot von Cola und Süßigkeitenautomaten in öffentlichen Schulen. Hersteller von Softdrinks und Riegeln sollen in TV-Werbespots Hinweise auf die möglichen gesundheitlichen Schäden geben oder sich von dieser Verpflichtung mit zusätzlicher Steuer freikaufen, die der Staat dann in Aufklärungskampagnen steckt. Ein Anfang.

Kalorie gleich Kalorie?
Die Wahrheit in vier Strophen

Kalorie = Kalorie! Das hören, lesen Sie immer wieder. Stimmt nicht, schrieb die renommierte Fachzeitschrift Nature: »Beim Essen sind nicht alle Kalorien gleich.«

Ein kleiner Ausflug auf die Schulbank: Physikalisch betrachtet ist eine Kalorie eine Kalorie. Also eine definierte Menge Energie. Energie, die wir mit der Nahrung aufnehmen. Oder durch Bewegung verbrennen. Der erste Hauptsatz der Thermodynamik besagt so viel wie: Energie vergeht nicht. Also muss die Schweinebraten-Kalorie, die reinkommt, in Energie umgesetzt werden, sonst landet sie auf der Hüfte. Egal, woher die Kalorie kommt? Ein Stück Vollkornbrot mit 50 kcal macht genauso dick wie ein Weißbrot mit 50 kcal? Forscher an der Uni Boston fütterten zwei Gruppen von Mäusen mit kalorienidentischem Futter. Die eine Gruppe bekam Futter mit schwerer verdaulicher (GLYX-niedrig) Stärke, die andere Futter mit leicht verdaulicher (GLYX-hoch) Stärke. Nach neun Wochen hatten die GLYX-hoch-Testnager doppelt so viel Fett zugelegt. Die Kalorie-gleich-Kalorie-Sager behaupten: Es ist völlig wurscht, ob der Körper die Kalorie aus Fetten, Eiweißen oder Kohlenhydraten bezieht. Da sind Forscher der Universität Brooklyn anderer Meinung: Ob die Kalorie aus Fett oder Eiweiß oder Kohlenhydrat kommt, spielt sehr wohl eine Rolle.

Eiweißkalorien verpuffen als Wärme über die Haut

Die Forscher aus Brooklyn ziehen den zweiten Hauptsatz der Thermodynamik als Erklärung hinzu: Energie verteilt sich spontan, wenn sie nicht daran gehindert wird. Genau das tut sie beim Verbrennen verschiedener Nährstoffe: Liegt Eiweiß – eine Fischkalorie – auf dem Teller, wird viel mehr Energie in Wärme überführt und steht daher der Hüfte nicht mehr zur Verfügung, als wenn Kohlenhydrate auf dem Teller liegen, also

TIPP

WIE WIRD MAN EIN 7000-KCAL-FETT-KILO LOS?

Ihr Körper bunkert Kalorien in Form von Fett. 7000 kcal hat ein Kilo Fett. Und das wollen Sie auch loswerden. Nun verbrauchen Sie in Ruhe am Tag etwa 1500 kcal – damit das Herz schlägt, Ihnen warm ist, Sie atmen ... Je mehr Kilos Sie herumschleppen, desto höher ist Ihr Grundumsatz (GU). Weitere rund 500 kcal setzen Sie in Ihren Muskeln um für leichte körperliche Tätigkeit. Sind also 2000 kcal, die Sie minimal verbrauchen.

Wie werden Sie nun die 7000 Fettkalorien am effektivsten los? Sie könnten täglich 1000 kcal einsparen. Dann wären sie theoretisch in einer Woche weg. Damit sinkt aber Ihr Grundumsatz. Sie verbrauchen weniger Kalorien – weil Ihr Körper sich auf »Hungersnot« umstellt. Und zwei Wochen später ist das Kilo wieder da. Wie kriegen Sie also Ihren Körper dazu, den GU anzuheben, mehr zu verbrennen?

◆ Ganz einfach: mit Bewegung. Sie verbrennen nicht nur Kalorien, während Sie Sport treiben, sondern auch noch Stunden danach.

◆ Mit Eiweiß. Es regt die Wärmebildung an. Das tun auch essenzielle Fettsäuren.

◆ Und Sie lassen Carb-100-technisch Ihrem Körper die Möglichkeit, effektiv Fett zu verbrennen. Dann schaffen Sie je nach Stoffwechsellage und Ausgangsgewicht 5 bis 10 Kilo pures Fett im Monat. Mancher schafft sogar mehr.

die Kartoffelkalorie, die Brotkalorie oder die Nudelkalorie. Übersetzt heißt das: Wenn man Eiweiß isst, verpufft ein Teil der Kalorien als Wärme über die Haut. Genau das Gleiche gilt für bestimmte essenzielle ungesättigte Fettsäuren. Sie regen die Thermogenese (Wärmebildung) an. Darum macht die Wurstfettkalorie dicker als die Fischfettkalorie. Erzählen Sie das ruhig weiter … Es wird noch zwanzig Jahre dauern, bis sich dieses Wissen auch unter den Ernährungsexperten herumgesprochen hat.

65 Prozent Fett machen nicht fett

Fett macht fett? Die »Harvard School of Public Health« ließ übergewichtige Testpersonen zwölf Wochen lang eine Diät machen.

◆ Gruppe A bekam eine kalorienreduzierte, kohlenhydratreiche, fettarme Diät (höchstens 30 Prozent).

◆ Gruppe B bekam eine Diät, die kohlenhydratarm und mit 65 Prozent extrem fettreich war.

◆ Gruppe C bekam auch die fettreiche Diät und durfte dazu noch 300 kcal drauflegen. Rein rechnerisch hätte diese Gruppe in 12 Wochen drei Kilo zunehmen müssen. Tat sie nicht:

Gruppe A verlor 6,8 Kilo. Gruppe B verlor 9,2 Kilo. Gruppe C verlor 8 Kilo.

65 Prozent Fett? Das macht doch dick. Und dann noch ein Berg Kalorien obendrauf? Das geht doch nicht mit rechten Dingen zu! Kalorie ist schließlich Kalorie! Und die Fettkalorie ist doch doppelt böse!?

Nun: Das richtige Fett macht halt nicht fett. Es handelte sich in dieser Studie eben nicht um Wurst- und Bratenfett. Es wurde Wert darauf gelegt, dass das Fett aus Fisch, Nüssen und wertvollen pflanzlichen Ölen stammt. Olivenöl und Leinöl brauchen Sie nämlich zum Abnehmen. Darum sollten Sie an diesem Fett niemals, wirklich niemals sparen!

Wissen Sie, was die Weight-watcher-Mamsells tun, wenn das Gewicht ihrer Klienten einfach nicht runterwill? Sie verschreiben ein Gläschen Olivenöl. Die Schlankmedizin, die vorher Punktezählend gemieden wurde.

Der Körper lässt sich nicht betrügen

Ihr Körper hat einen natürlichen Kalorienzähler eingebaut. Fand der Mensch früher eine süße Frucht, wusste sein Organismus: gute Energiequelle. Doch der Mensch pfuschte der Natur ins Handwerk, machte Dinge süß – ohne Kalorien. »Die erst vor relativ kurzer Zeit eingeführten Zuckeraustauschstoffe verletzen natürliche Körperreaktionen, weil etwas Süßes plötzlich keine Kalorien mehr hat«, sagt die US-Forscherin Susan Swithers (Purdue University, West Lafayette/Indiana, Abteilung Psychologie). Sie sieht darin eine Erklärung für die dramatische Zunahme von Übergewichtigen und Fettleibigen in den USA. Obwohl immer mehr Menschen zu niedrig-kalorischen, mit Saccharin und Aspartam künstlich gesüßten Lebensmitteln greifen, werden die Menschen dicker. In einer Studie stellten Susan Swithers und Terry Davidson fest: Ratten, denen man eine Zeit lang zusätzlich zum normalen Futter süßstoffgesüßtes Futter gibt, fressen anschließend auch mehr vom normalen Futter. Weil ihnen der natürliche Instinkt »gesüßte Lebensmittel enthalten Kalorien« abhanden kam. Der Instinkt wurde ersetzt durch: Gesüßte Le-

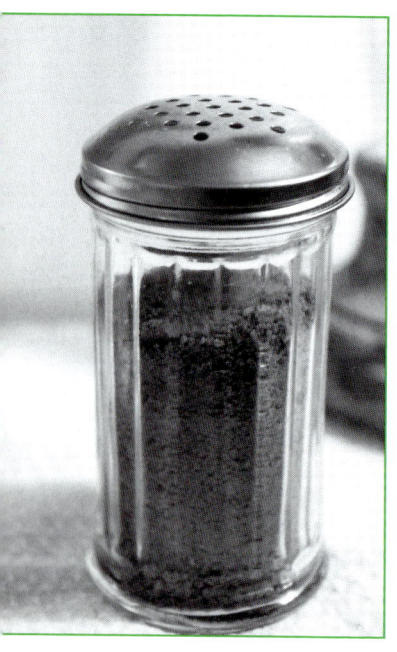

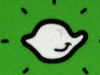

bensmittel enthalten keine Kalorien, man *darf, soll, muss* mehr davon essen.

Fazit der Forscher: Zuckeraustauschstoffe schalten den natürlichen Kalorienzähler des Menschen aus und können so dazu beitragen, zu viel von anderen süßen Lebensmitteln und Getränken zu konsumieren.

Die Geschichte vom Butterbrot

Montignac erzählt in seinem Buch »Ich esse, um abzunehmen« von dem Butterbrotversuch: Testesser bekamen 100 g Weißbrot mit 30 g Butter, andere 100 g Schrotbrot mit 30 g Butter. Sie bekamen gleich viel Fett und gleich viel Kohlenhydrate – gleich viel Kalorien. Die einen wurden dick. Die anderen nicht. Woran liegt es? Kalorie = Kalorie? Tja, Nonsense! Schrotbrot enthält Nährstoffe, die der Körper braucht. Weißbrot nicht. Weißbrot lockt viel mehr Insulin (hat einen hohen GLYX), das das Fett in die Fettzellen schickt. Schrotbrot (niedriger GLYX) sorgt nicht dafür, dass Fett sofort eingelagert und gespeichert wird. Kalorie ist eben nicht gleich Kalorie.

DER SÜSSSTOFF-TRICK

Der große Konkurrenzkampf zwingt Hersteller dazu, immer kostengünstiger zu produzieren. Selbst Zucker wird zu einem wertvollen Gut. Mit Süßstoff lassen sich da schon mal locker 40 Prozent Kosten sparen. Weshalb der Fruchtnektar, der Fleischsalat, der Hering und die Essiggurke plötzlich Saccharin statt Zucker enthält. Und man darf auch noch »Low Carb« draufschreiben. Eine Studie der Amerikanischen Krebsgesellschaft mit 80 000 Frauen fand heraus, dass die Frauen stärker zunahmen, die Süßstoff normalem Haushaltszucker vorziehen.

INFO

◆◆ Zwei Oden an den Kochlöffel

von Sabine Sälzer & Sebastian Dickhaut

Sabine Sälzer und Sebastian Dickhaut erschrieben sich mit ihrer Liebe zum Kochlöffel Bestseller wie »Basic Cooking« oder »Kochen! Das Gelbe von GU«. Lassen Sie sich anstecken von den beiden – versprochen, das geht ganz schnell:

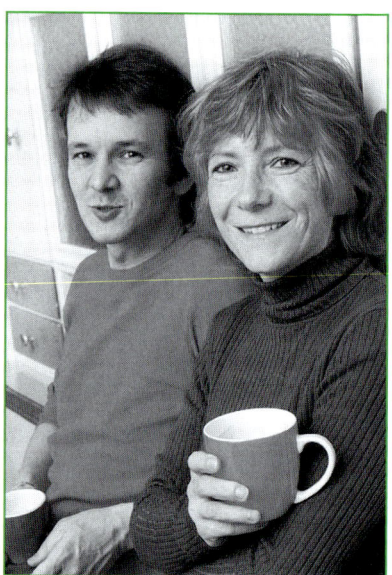

KÖCHIN SINNLICHKEIT ...

»Köchin Fürchterlich ...!« Das war der Running Gag in unserer Familie, wenn die Würstchen mal wieder im Topf geplatzt waren und der Grund dafür nur einer sein konnte: Sabinchen stand am Herd. Was also tat Sabinchen? Schmökerte in Kochbüchern, suchte sich den ersten Ferienjob in einer Restaurantküche, studierte die Lehren der Ernährung – und wollte fortan die Menschen zum Kochen bringen. Mit Rezepten, die schnell zur Sache kommen. Danke, Mama! Warum sonst bin ich bei meinem Beruf gelandet? Es ist einfach schön, wenn man sein Essen selbst kochen kann. Es schmeckt jeden Tag anders – und zwar so, wie ich es will. Es riecht gut und es lockt Freunde an. Ich weiß, was drin ist und wie es reingekommen ist. Es ist meistens gesünder als beim Steh-imbiss um die Ecke. Es macht unabhängig, es beruhigt, es weckt die

Fantasie, es schickt Gedanken auf Reisen. Und – es macht auch noch Spaß! Dafür allerdings gibt es goldene Regeln:

- Vorher überlegen, wie viel Zeit man fürs Kochen übrig hat.
- Nie im Chaos, Ärger oder Stress kochen – dann lieber kalte Küche.
- Zutaten so frisch wie möglich.
- Weniger ist mehr – lieber ein Topf voll Gutes als vier Gänge gut Gemeintes.

Einkaufen, kochen, essen – sinnliche Vergnügen

Der beste Einstieg: mal ohne Zeitdruck über den Wochenmarkt schlendern. All das kaufen, worauf Sie beim Gemüse-Kräuter-Fisch-Fleisch-Geflügel-Bummel Lust bekommen. Leuchtende Auberginen, sattgrüne Zucchini, sonnengereifte Tomaten, Knoblauch und Rosmarin – ein Stillleben wie für ein Gemälde. Kann man daraus was Schlechtes kochen? Wohl kaum. Aber eine wunderbare Ratatouille. Ein Gemüsegratin. Eine dicke Suppe. Oder einen warm marinierten Salat – als Beilage zum Lammkotelett, zum kleinen Steak, zum gegrillten Fisch oder zum Hühnerbein … Das klingt wunderbar und schmeckt auch so. Den Blick schärfen für die Sinnlichkeit der Lebensmittel – das klappt auch im Supermarkt um die Ecke. Wenn man sich nicht zu sehr blenden lässt von bunten Versprechungen. Ein Korb voll Tüten, Kartons, Dosen, Plastikbechern und Tuben lässt doch nicht wirklich das Wasser im Mund zusammenlaufen. Eine Hand voll Kräuter, Tomaten, Knoblauch – aber ja! Mit Genuss zu kochen, das ist ein Geschenk, das man sich selbst macht. Auch wenn es zehn Minuten länger dauert.

… UND KOCH NEUGIERDE

Ein Loblied aufs Kochen, für ein Diätbuch? Da musste ich nachdenken: Was verstehe ich denn von Diät? Ich dachte an meine Kochlehre in der Diabetes-Klinik, wo wir jede Kartoffel aufs Gramm berechneten. Ich dachte an meine Mutter und ihren Kampf zwischen Genießen und Abnehmen. Kochen nach Zahlen, Essen als Kampf – nicht gerade mein

◆◆ Zwei Oden an den Kochlöffel

Ding. Könnte schwierig werden mit der Ode. Dachte ich. Bis ich mir mein Mittagessen und den Low-Carb-Einkaufszettel fürs Buch anschaute: Thunfisch, Ziegenkäse, Wein, selbst der Espresso – alles im grünen Parade-Bereich. Und meine Schwäche für Milchschokolade wird durch Apfellust einfach ausgeglichen. Na so was, Low Carb ist mir näher als gedacht. Es ist mal wieder wie so oft: Jeder hat seine eigene Geschichte vom Weg zum guten Kochen und Essen. Aber am Ende läuft es trotzdem aufs Gleiche raus: einfach nah dran sein.

Nah dran sein

Hinter meinem Münchner Büro liegt ein toller Gemüseladen, und den besten Kaffee der Stadt krieg ich bei einem Philosophen fünf Häuser weiter. Glück gehabt? Vielleicht, aber dass mir die Gemüsefrau im Sommer die ersten Klaräpfel zurücklegt und der Espresso-Mann mich gratis mit seinem Wissen über die Arabicas der Welt versorgt, das habe ich mir selbst verdient – weil ich reingegangen und dortgeblieben bin. Machen Sie es genauso: So bequem wie neugierig in den nächsten besten Laden gehen, wo jemand bei Ihnen ist, mit dem Sie über Ihr Essen reden können. Sie werden sich wundern, was es alles in Ihrer Nähe gibt. Zum Beispiel diese Klaräpfel. Die sind nur kurz zu haben und dabei so zart, dass sie nicht weit reisen und lange liegen dürfen. Sie sind Genuss pur – und ganz nah dran an Saison und Region. Wie auch die ersten Spargel, Kartoffeln oder Erdbeeren.

Nah dran sein heißt für mich auch, dass so wenig wie möglich zwischen die Zutat und mich kommt. Will ich Kartoffelpüree, kaufe ich mir Kartoffeln und kein Pulver. Weil da zu viel drin ist, das ich nicht will. Und »Kochen in Echtzeit«, das heißt für mich auch, nah dran zu sein. Also Küche und Seele mit dem wohltuenden Duft einer vor sich hin köchelnden Bolognese füllen. Ohne Fix-Hilfe aus der Tüte, denn dann ist es ja viel zu schnell vorbei mit dem Glück. Natürlich gibt es auch Sachen, die schnell und trotzdem echt gekocht sind (dazu gleich mehr von Sabine). Die gesparte Zeit lässt sich dann beim Essen genießen. Denn auch dabei finde ich Echtzeit wichtig – also statt sich dauernd

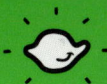
nebenbei durchzufuttern, lieber zur rechten Zeit richtig essen. Bin ich dabei noch den Leuten nah, die mir am Herzen liegen, dann wird es ein perfekter Tag.

10 Minuten, die sich lohnen!

Echte Hühnerbrühe: Einmalig im Geschmack ist nur die selbst angesetzte. Und wirklich was tun muss man dafür nur ein paar Minuten und danach noch ein bisschen aufpassen ... Suppenhuhn oder Poularde waschen, mit Wasser bedeckt zum Kochen bringen. Salz, Zwiebel, Pfefferkörner dazu. Nach dem Aufkochen Hitze reduzieren, 2 Stunden sanft blubbern lassen. Nach 1 Stunde zerkleinertes Suppengemüse dazugeben und mitköcheln. Durch ein Sieb gießen, abschmecken.

Minuten-Wok: Weiterhin der Klassiker fürs Zeitsparen. Es müssen ja nicht immer 1000 verschiedene Zutaten sein. Eine Gemüsesorte, eine Scheibe Fleisch (Steak, Hühnerbrust) oder Fisch in feine Streifen schneiden, rasch in heißem Öl unter Rühren braten. Immer wieder anders würzen.

Minutensteaks: Dünne Fleischscheiben von beiden Seiten mit einer Marinade aus Weißwein, Olivenöl, Knoblauchscheibchen und grob zerstoßenem Pfeffer bestreichen, kurz braten. Zum Salatteller – Bistrostimmung zu Hause!

Öfter Fisch! Fisch darf höchstens ein paar Minuten garen, sonst wird er trocken. Scheiben oder Streifen vom Filet wie Heilbutt, Rotbarsch würzen, in einer Sauce (aus etwas Sahne und Weißwein oder aus gehackten Tomaten) gar ziehen lassen.

10-Minuten-Grill: Auberginen in dünne Scheiben schneiden, salzen und pfeffern. In einer Grillpfanne mit wenig Olivenöl knusprig braten. Dazu erfrischende Saucen, zum Beispiel aus gehackten Tomaten mit Knoblauch und Chili oder aus Joghurt, saurer Sahne, Zitrone und Basilikum.

Schnell entschlossen – Omeletts: Eier verquirlen, würzen, in Butter anbraten, dann belegen mit geschälten Krabben oder Streifen von Räucherlachs oder Schinkenwürfeln oder geraspeltem Käse oder Kräutern oder oder ... und fertig braten.

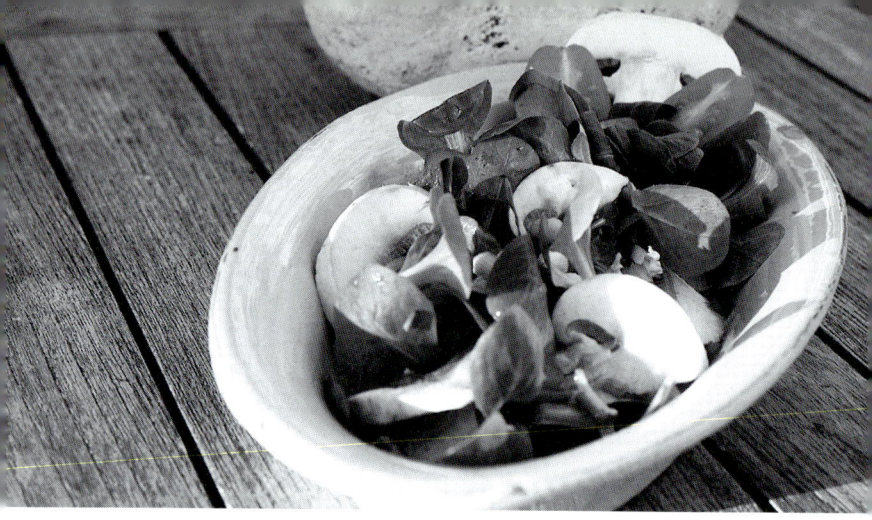

Die drei wichtigsten Schlank-Regeln

Wer abnehmen will, braucht nicht weniger, sondern mehr. Mehr Eiweiß – Fisch und Milchprodukte. Mehr Vitalstoffe – Obst und Gemüse. Mehr lebenswichtige Fettsäuren – Nüsse und Olivenöl. All die Kalorien, die gleichzeitig Vitalstoffe liefern. Treibstoff fürs Leben. Treibstoff für gute Laune. Treibstoff für Aktivität, für Lust, eben fürs Menschsein.

Hören Sie auf, Kalorien zu zählen, minimieren Sie lieber die billigen Fette und Kohlenhydrate aus der Industrie (Weißmehl und Zucker). Das sind Kalorien, die nicht als Wärme über der Haut verpuffen, sondern sich auf Ihren Hüften einnisten und Hunger auf mehr machen … Und nun kommt das Wichtigste:

Was tun Sie, statt Kalorien zu zählen? Sie verbrennen sie. Sie bauen 30 Minuten Sport in Ihr tägliches Leben ein – und Sie streifen die Trägheit ab, indem Sie sich immer mal wieder bewusstmachen, dass Sie Beine haben, Muskeln haben, die bewegt werden wollen.

Kalorien nicht zählen, sondern verbrennen

Die Kalorien, die sich in Form von Fettpölsterchen auf Ihrem Körper eingenistet haben, die verbrennen Sie. Jeden Tag. Jeden Tag mehr. Und dafür müssen Sie sich jeden Tag ein bisschen weniger anstrengen. Denn wenn Sie anfangen, sich zu bewegen, dann steigt der Grundumsatz an. Das ist die Menge Kalorien in Form von Fett, die Sie in Ruhe verbrennen. Rund um die Uhr. Wenn Sie auf der Couch liegen und nichts tun. Auch wenn Sie Ihren Stoffwechsel durch viele Diäten schon ruiniert haben und in Ruhe nur noch wenige Kalorien, wenig Fett verbrennen, dann ändert sich das in dem Moment, in dem Sie Bewegung in Ihr Leben einbauen. Sie schrauben Schritt für Schritt Ihren Stoffwechsel wieder hoch – wenn Ihr Körper gleichzeitig die Nährstoffe kriegt, die er braucht.

Der Weg in ein leichtes Leben: Trägheit abstreifen

Gucken Sie manchmal die Sportschau? Haben Sie da schon mal jemanden mit Bierbauch, Orangenhaut und glasigem Blick herumsitzen sehen? Wohl kaum. Sportler sind meistens schlank und gesund. Sie sind immer sehr wach und wirken gleichzeitig entspannt. Das ist keine Zauberei. Das ist das kleine Wunder namens Sport. Bewegung ist ein Lebenselixier. Das beste, effektivste, gesündeste und billigste, das es auf der Welt gibt. Es kostet nur ein klitzekleines bisschen Überwindung. Und ein wenig Zeit. Täglich so viel wie eine Folge »Friends« im Fernsehen. Mehr nicht.

Suchen Sie sich ab Seite 110 einen der fünf Fatburner heraus. Egal ob Nordic Walking oder Trampolin. Es muss nur etwas sein, das Ihnen Spaß macht, etwas das Sie täglich in Ihr Leben einbauen können.

Bauen Sie aber auch mehr Bewegungseinheiten in Ihren Alltag

ein. Denn jede kleine Ich-streif-kurz-die-Trägheit-ab-Aktion ändert etwas in Ihrem Kopf. Programmiert Sie in Richtung schlank. Programmiert Ihren Körper in Richtung Fettverbrennung.

Pfunde klammern, weil Gedanken sie festhalten. Genauso würden zum Beispiel Tabletten aus Puderzucker gegen Kopfschmerzen helfen: weil der Mensch daran glaubt. Die Ärzte sprechen vom Placebo-Effekt. Nun, Sie müssen nur daran glauben, überflüssiges Fett abzustreifen, immer leichter zu werden – und Ihr Kopf führt Sie dorthin. Messbar. Über Hormone im Körper. Und über die einfache Tatsache, dass, wer sich leichter fühlt, sich auch mehr bewegt. Machen Sie sich nicht mehr schwere Gedanken, sondern leichte.

Tanken Sie Energie-Häppchen

Bewegung können Sie jederzeit zwischendurch in Ihren Alltag einbauen. Gönnen Sie Ihrem Körper viele kleine Fitness-Snacks: Nehmen Sie künftig jede Treppe, gehen Sie jede auch noch so kleine Strecke zu Fuß. Nicht schleichen, sondern fliegen. Spüren Sie nach, wie jede kleine Bewegung Sie mit Energie aufpumpt. Machen Sie aus den üblichen 4000 Alltagsschritten 10 000 pro Tag. Am besten kontrolliert von dem Super-Motivator namens Schrittzähler. Tanken Sie immer wieder kleine

WICHTIG

SCHILDDRÜSE CHECKEN LASSEN!

Je schlechter Ihre Schilddrüse funktioniert, desto niedriger der Grundumsatz, desto weniger Kalorien verbrennen Sie. Lassen Sie Ihre Schilddrüsenhormone unbedingt mal vom Arzt abchecken! Martina (Seite 52) hat vor ihrer Carb-100-Diät gleich mal zehn Kilo abgenommen, als der Arzt ihr ein Schilddrüsenpräparat verschrieb. Sie litt unter einer starken Unterfunktion.

Energiehäppchen: Statt zu sitzen, zwischendrin aufstehen, statt zu stehen, ein bisschen hüpfen, beim Gehen einen kleinen Zahn zulegen – und schon haben Sie den Kampf gegen die Trägheit gewonnen. Das ist übrigens das Geheimnis der Menschen, die essen können, was sie wollen – ohne zuzunehmen. Sie verbrennen mehr. Weil sie in allem, was sie tun, aktiver sind. Staubwischend, telefonierend, beim Sex und beim Zähneputzen.

Tun Sie das auch. Schritt für Schritt werden Sie den ganzen Überfluss an Fettpölsterchen los. Und mit jedem Schritt streifen Sie mehr von Ihrem Schweregefühl ab, tanken zunehmend ein Gefühl der Leichtigkeit, das Ihnen wiederum hilft, noch mehr Fett abzubauen.

Trainieren Sie Kraft und Ausdauer

Wir sind uns einig: Sie wollen keine Olympiamedaille gewinnen. Sie wollen überflüssige Pfunde verlieren und an Gesundheit und Lebensenergie gewinnen. Das schaffen Sie am besten durch eine bewährte Doppelstrategie:

◆ **Sie trainieren Ihre Ausdauer.** Sie walken, joggen, radeln oder hüpfen auf dem Trampolin. Das heißt: Sie belasten Ihren Körper nur ganz leicht. Sie sollten sich beim Ausdauertraining immer ein bisschen unterfordert fühlen. Der Effekt: Ihr Körper wird mit ausreichend Sauerstoff versorgt und verbrennt Fett. Überfordern Sie sich dagegen, kriegen Sie und damit auch Ihre Muskeln keine Luft. Dann verbrennen Sie fast nur Kohlenhydrate. Milchsäure entsteht, die macht müde und ist ungesund.

◆ **Sie trainieren Ihre Kraft.** Zweimal in der Woche, je 45 Minuten im Fitnessstudio. Oder Sie machen ein Minuten-Training auf dem Effektbeschleuniger namens Galileo. Seitenalternierende Vibration ist der modernste Weg, schnell im ganzen Körper Muskeln aufzubauen (Info/Bezugs-Adresse Seite 222). Oder Sie können auch acht Minuten, alle zwei Tage mit einem Gummiband zu Hause trainieren. Warum das notwendig ist?

Weil Sie zwei verschiedene Muskeln in Ihrem Körper haben. Die sogenannten langsamen Muskeln beanspruchen Sie, wenn Sie durch den Park wandern, joggen oder Rad fahren. Die sogenannten schnellen Muskeln brauchen Sie für alles, was Ihnen in kurzer Zeit viel Kraft abverlangt: zum Sprint über die Schnellstraße, zum Kistenschleppen. Die schnellen Muskeln optimieren den Fatburner-Effekt – wenn Sie beides trainieren: Ausdauer und Kraft. Krafttraining ist übrigens auch ein wunderbares Medikament gegen Insulinresistenz, gegen Diabetes. Einzige anfängliche Nebenwirkung: Muskelkater.

INFO

UND NOCH MEHR BONUSPUNKTE

Was Ihnen Bewegung bringt, darüber kann man ganze Bücher schreiben. Deswegen hier nur die wichtigsten Fakten:

◆ Bewegung aktiviert die Muskeln – die einzigen Organe, die in unserem Körper in nennenswertem Maße Fett verbrennen.

◆ Bewegung senkt den Insulinspiegel im Blut. Macht eine Insulinresistenz rückgängig! Zu viel Zucker im Blut zerstört Nerven und Gefäße, führt zu Diabetes, fördert Arteriosklerose, Herzinfarkt und Schlaganfall.

◆ Bewegung erhöht die Zahl der Mitochondrien, der Zellkraftwerke. Und damit Ihre Lebensenergie.

◆ Bewegung vergrößert das Herz. Ein großes Herz muss nicht so viel arbeiten wie ein kleines. Dadurch bleibt es lange jung und leistungsfähig.

◆ Bewegung drosselt die Ausschüttung der Stresshormone Cortisol und Adrenalin. Das macht Sie entspannter, lässt Sie besser schlafen.

◆ Bewegung fördert die Ausschüttung der Glückshormone Serotonin, Endorphine, Noradrenalin und Dopamin. Das macht Sie gut gelaunt und kreativ.

Geben Sie dem Körper, was er braucht!

Zäumen wir den Esel doch mal von hinten auf. Diäten sagen immer, was man alles meiden soll. Nun, stellen wir erst einmal fest, was der Körper braucht, damit er von dem lässt, was er nicht braucht. Ganz einfach: Flüssigkeit, Eiweiß, essenzielle Fettsäuren, Mikronährstoffe (Vitamine, Mineralien, Spurenelemente), Ballaststoffe und Biostoffe aus der Pflanze, die seine Gesundheit schützen. Ist Ihnen zu wissenschaftlich? Lassen Sie mich das gleich in die Praxis übersetzen. Aber erst gucken wir uns an, was Ihr Körper nicht braucht.

Was schenken Sie Ihrem Körper?

Morgens versorgen Sie sich mit einem Marmeladenbrot. Davon braucht der Körper so gut wie nichts. Sie geben es ihm aber. Zwischendurch tanken Sie einen Riegel, Kekse, halt irgendwas, das schnell-im-Biss ist … davon braucht der Körper nichts. Alles wandert auf die Hüfte. Sie trinken Fruchtnektar oder Softdrinks: Der Körper zieht sich die Flüssigkeit raus, der Rest wandert auf die Hüfte. Mittags: Gulasch mit Kartoffelpüree aus der Tüte, Pizza mit Käse. Davon kann er das Eiweiß brauchen; Fett, Kartoffelpüree und Pizzateig wandern auf die Hüfte. Nachmittags: ein Stück Sahnetorte. Abgesehen von dem bisschen Eiweiß aus der Torte wandert alles auf die Hüfte. Abends: Wurstbrot. Der Körper holt sich sein Eiweiß raus. Das Fett aus der Wurst, das Brot wandern auf die Hüfte. Darum sind bei uns 67 Prozent der Menschen übergewichtig.

Und kriegt Ihr Körper das?

◆ **Flüssigkeit:** Brauchen tut der Körper nur Wasser. Zwei bis drei Liter täglich. Er braucht keine Softdrinks.

◆ **Eiweiß:** Eier, Geflügel, Fleisch, Fisch, Milch- oder Sojaprodukte (Tofu, Joghurt, Milch), Käse, Hülsenfrüchte, Nüsse, ein bisschen aus Gemüse.

◆ **Essenzielle Fettsäuren:** Olivenöl, Rapsöl, Walnussöl, Leinöl, Fisch, Nüsse und Samen.

◆ **Mikronährstoffe:** Vitamine, Mineralien, Biostoffe aus der Pflanze liefern all die genannten Produkte oben und insbesondere Obst, Gemüse und Getreide.

◆ **Ballaststoffe:** Stecken in Gemüse und Obst und Vollkornprodukten (von Letzteren braucht der Körper nur kleine Portionen).

◆ **Kohlenhydrate:** Auch davon braucht er ein bisschen. Fürs Gehirn, für die Nerven, für die gute Laune – und als Vitalstoff- und Ballaststofflieferant. Also Früchte, Hülsenfrüchte und ein bisschen Vollkornprodukte. Der Körper braucht Natur-Carbs und kein Industrie-Carbs.

Mit all diesen Dingen kann der Körper wunderbar leben, Sie mit Energie versorgen, mit guter Laune ausstatten.

Und dafür gibt es eine anschauliche Pyramide.

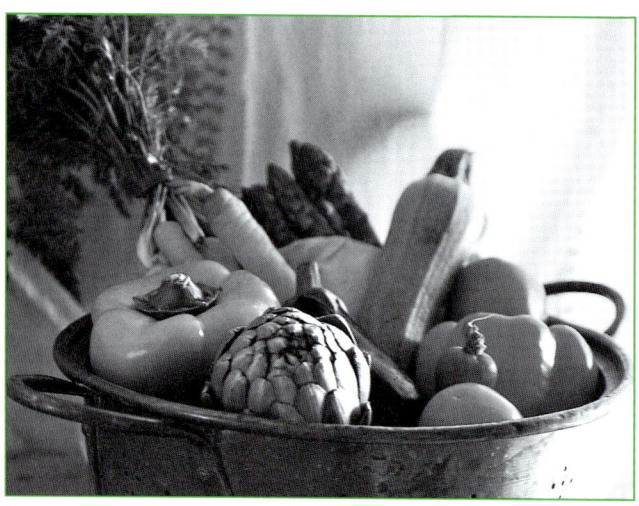

Die moderne Steinzeitschüssel

Viele Ernährungsexperten sagen mittlerweile: Wer sich ein wenig am Steinzeitmenschen orientiert, nimmt automatisch ab, schützt sich vor Herz-Kreislauf-Krankheiten, Diabetes und Krebs. Was vermutlich mal in der Steinzeitschüssel lag, hat man – weil's so schön anschaulich ist – zu einer »Ess-Pyramide« aufgebaut. Davon gibt es viele. Sogar Coca-Cola hat eine auf der Internetseite. Die für die Low-Carb-Praxis hilfreichste stammt von Prof. Dr. David Ludwig von der Bostoner Harvard-Universität (in Deutschland verbreitet und etwas modifiziert von Prof. Nicolai Worm). Sie bezieht den glykämischen Index mit ein.

◆ **Erste Stufe:** In der untersten Etage finden Sie die **Schlankmacher der Natur:** Obst und Gemüse, zubereitet mit pflanzlichen Ölen.

Carb-100-Praxis-Tipp: Gesund isst, wer täglich drei Portionen Gemüse, mit Olivenöl, Rapsöl oder Nussölen zubereitet, genießt – und zwei Portionen Obst.

◆ **Zweite Stufe:** die **Eiweißlieferanten** Hülsenfrüchte, Nüsse und Samen, Eier, Milch und Milchprodukte, Fisch und Meeresfrüchte und Geflügel.

Carb-100-Praxis-Tipp: Gesund isst, wer diese Eiweißlieferanten täglich in moderaten Mengen und gesunder Abwechslung auf seinen Teller legt. Ideal wäre: Geflügel, Fisch und Wild abwechseln. Nicht täglich Fleisch. Täglich 30 g Nüsse oder Samen, mindestens ein Milchprodukt (besser als Milch) und eine Portion Hülsenfrüchte viermal die Woche. Ein Ei pro Tag schadet keinem. Rotes Fleisch (Rind und Schwein) gehört nur einmal pro Woche in die Pfanne.

◆ **Dritte Stufe:** Hier stecken die gesunden **Kohlenhydrat-Lieferanten:** Vollkornbrot, Vollkornnudeln und Naturreis – so naturbelassen wie möglich –, damit sie uns mit den notwendi-

AUF EINEN BLICK: DAS BRAUCHT IHR KÖRPER

Essen und trinken Sie täglich:

◆ 3 Liter Wasser mit Zitronensaft und ungesüßte Tees

◆ 1 große Schüssel Salat

◆ 1 großes Glas Gemüsesaft

◆ 1 Portion gedünstetes Gemüse

◆ Gemüsestreifen, so viel Sie Lust haben

◆ 3 bis 5 Esslöffel Olivenöl oder Rapsöl, 1 Esslöffel Walnussöl. Mindestens!

◆ 1 Teelöffel Leinöl

◆ 30 g Nüsse

◆ 1 Portion Fisch, Geflügel, Wild, ein Eier-, Tofu- oder Käse-
gericht

◆ 2 Portionen Milchprodukte (Quark, Joghurt, Buttermilch,
Kefir, Hüttenkäse ...), alternativ ein Sojaprodukt: Sojadrink (ungesüßt, ungesalzen), Sojajoghurt

◆ 2 Portionen Obst

◆ 1 kleine Scheibe Vollkornbrot oder 3 Esslöffel Müsli ohne
Zucker

◆ 1 kleine Portion Naturreis oder Pasta oder
2 Kartöffelchen

◆ 1 Esslöffel Leinsamen (geschrotet)

◆ 1 Esslöffel Weizenkeime

◆ Wenn Sie wollen: 1 Glas trockenen Wein

◆ Achten Sie wöchentlich auf zwei Portionen fetten Seefisch
und vier Portionen Hülsenfrüchte.

Das ist das, was Ihr Körper braucht, damit er von dem
loslässt, was er nicht braucht: Fett. Davon sollten Sie nichts
weglassen. Hier zu sparen wäre grundverkehrt. Zugegeben,
so sieht das erst einmal langweilig aus. Ist es nicht. Werden
Sie sehen, mit unseren Rezepten ab Seite 136.

gen Ballaststoffen versorgen, die uns vor Herzinfarkt, Diabetes und Krebs schützen. Und mit Genuss.

Carb-100-Praxis-Tipp: Gesund isst, wer hier zugreift in moderaten Portionen. Vor einer Scheibe Vollkornbrot muss sich auch ein Abnehmer nicht fürchten.

◆ **Vierte Stufe:** Hier finden Sie Kartoffeln, Weißmehlprodukte, Süßes, also: Stärke- und Zuckerreiches, außerdem tierische Fette – **die Genussmittel** (meist aus der Fabrik), die man grundsätzlich nur in kleiner Menge und nur hin und wieder genießen sollte.

Ziehen Sie dem rosaroten Elefanten den Stöpsel raus!

Ich war auch mal dick. Nicht sehr dick. Aber schon zu dick. Ich wog 68 Kilo bei einer Größe von 1,68 Meter. Und da ich keinen Busen hab, sehr schmal gebaut bin, sah das nicht schön aus. Ich hatte alles um den Bauch verteilt und um die Schenkel. Unförmig. Das ist 30 Jahre her. Was ich von dieser Zeit noch weiß, ist: Ich war sehr unglücklich. Sehr träge. Und das Eis, im Notfall das Nussnugatcreme-Glas, war immer stärker als mein Wille. Männern mag das ja nicht so viel ausmachen, wenn sie eine dicke Kugel, einen Knödelfriedhof, vor sich herschieben – zumindest bis der Arzt mit Herzinfarkt droht. Frauen leiden eher. Sicher: Manche spinnen. Wie meine Freundin Babsi. Sie hat eine wunderbare, frauliche Figur. Und zwitschert immer ganz aufgeregt, sie müsse dringend 5 Kilo abnehmen. Nein: 5,2 Kilo, da sie ja heute 200 g mehr wiege, weil sie gestern bei mir Pasta gegessen habe. Blödsinn. Warum wollen nur so viel Frauen wie Kleiderhaken aussehen? Aber andere leiden wirklich unter ihren Pfunden. Und durch das Leiden kommt dem Essen plötzlich eine völlig andere Funktion zu. Es nimmt eine Rolle ein, die ihm nicht zusteht.

Es ist so, als wenn man zu jemanden sagt: Denk jetzt mal nicht an einen rosaroten Elefanten. Und egal, was man gerade tut, dieser rosarote Elefant wird immer größer im Kopf. Man muss unbedingt … ein Eis, eine Tafel Schokolade, ein paar Wurstbrote essen. Und dieser rosarote Elefant kommt zu allen Tages- und Nachtzeiten. Er schiebt einen zum Kühlschrank, zum Bäcker, in die Kantine, er ist so gewaltig, so stark … Stärker eben. Was hilft?

Diesem Elefanten kann man die Luft rauslassen

◆ **Insulin-Luft.** Wer viel Stärke oder Zucker isst, der ruft den rosaroten Elefant nach zwei Stunden auf die Matte. Das ist seine Hauptmacht, weil wir dagegen nicht ankommen. Unser Gehirn, unser Stoffwechsel fordert Nachschub. Und diese Forderung ist stärker als unser Wille. Dieser Teil des Elefanten speckt durch die Carb-100-Diät ganz schön ab.

◆ **Stress-Luft.** Geriet der Steinzeitmensch in eine Notsituation, dann überfluteten ihn Stresshormone, raubten seine Zuckervorräte, und er zog sich hinter einem Busch zurück. Aß eine süße Frucht. Regenerierte sich. Süßes regt die Ausschüttung von beruhigenden Botenstoffen an. Für zwei Stunden. Auch in Ihren Genen steht: Stress kann man lindern. Mit süßen Früchten. Heute heißen sie Schokolade, Chips, Kekse. Eben Weißmehl und Zucker.

Darum kommt der rosarote Elefant ganz automatisch, wenn Sie im Stress sind. Schiebt Ihnen mit seinem Rüssel eine Tüte Gummibärchen hin. Stress können Sie nicht immer aus dem Weg gehen. Aber Sie können sich diesem Elefanten stellen, indem Sie a) Sport treiben, b) eine Entspannungstechnik lernen: Ideal ist Meditation – pfffffttt, plötzlich macht er sich ganz klein.

◆ **Frust-Luft.** Hat man Sie als Kind mit Schokolade getröstet? Dann taucht der Elefant auf, wenn Sie traurig sind. Sich ärgern. Er drückt Sie platt und füttert Ihnen Süßes und Saures. Kein Wunder. Sie haben ja gelernt, dass Essen tröstlich ist. Wenn es Sie wirklich aus der Traurigkeit holt, dann essen Sie: Aber probieren Sie es mal mit einem Stück Bitterschokolade oder Trockenfrüchten oder Gemüsestreifen. Ich nehme meinen rosaroten Elefanten lieber mit in den Wald. Mir hilft immer: Laufen gehen. Oder reiten gehen. Oder aufs Trampolin. Was meinen Sie, wie ihm da die Luft ausgeht?! Sport kann mit den Nervenbotenstoffen, die er lockt, viel, viel tröstlicher sein. Lesen Sie auch die Survival-Tipps ab Seite 122.

◆ **Unlust-Luft.** Was dem rosaroten Elefanten den Stöpsel mit Sicherheit auch noch rauszieht: Erfolg, der Sie motiviert. Führen Sie Tagebuch – kopieren Sie die Vorlage auf Seite 135.

EIN WORT AN DIE, DENEN CARBS-ZÄHLEN NICHT HELFEN KANN

Dies ist ein Buch, für Menschen, die Probleme mit Übergewicht haben. Für Menschen mit einem BMI ab 25. BMI = Körpergewicht : (Körpergröße · Körpergröße) = kg : m2. Oder Menschen, die ihr Ess-Leben auf Gesund umstellen wollen. Kein Buch für Menschen mit Essstörungen. Das Gewicht ist nicht alles. Aber alles ist: Essen als das zu sehen, was es ist. Ein Treibstoff, der Leben, ja Überleben erst möglich macht. Und nicht als Kalorien-(Carb!)-Terror, der das ganze Leben ruiniert. Ich bin mir sicher, dass diese Zeilen auch Bulimiker, Binge-Eater, Magersüchtige lesen. Es gibt einen Weg raus aus dieser Krankheit – aber der steht nicht in Form von Carbs unter einem Rezept. Man braucht ganz, ganz dringend professionelle Hilfe. Adressen, die weiterhelfen, stehen im Anhang.

WICHTIG

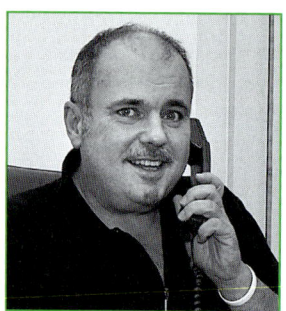

... mit Dr. Stefan E. Breit

*Stefan E. Breit ist Facharzt für Allgemeinmedizin und Sportmedizin aus Hof.
Er hat mit der GLYX-Diät der Autorin 40 Kilo abgenommen – und hilft nun seinen Patienten aus dem Speckmantel.*

»WENN DU SÜNDIGEN WILLST, TU ES – ABER GENIESSE OHNE REUE!«

Low-Fat-Diäten sind jetzt wohl endgültig out?

Ja, da haben wir jahrzehntelang Fehler gemacht. Heute weiß man: Diäten mit 40 Prozent und mehr Fett wirken besser als kohlenhydratreiche, fettarme Diäten. Hinzu kommt: Low Fat ist sogar ungesund, weil die Menschen auch an Nüssen, Fischfett und Olivenöl sparen. Diese Fettsäuren benötigen wir so dringend wie ein Vitamin.

Ist Low Carb sinnvoll?

Wenn man unter »low« weniger vom Falschen versteht. Die Menschen brauchen leider immer einen Feind. Nun sind es die Kohlenhydrate. Es macht aber keinen Sinn diese à la Atkins vom Essplan zu streichen. Das hält man nicht durch. Ein Leben ohne Pasta und ohne Brot ist kein schönes Leben.

Sie haben selbst 40 Kilo verloren. Als Hausarzt sind Sie somit ein perfektes Vorbild. Wie haben Sie es gemacht?

Wichtig ist: Nur dreimal am Tag essen und zwar Lebensmittel mit einem niedrigen GLYX – nichts mehr zwischendurch. Außer mal einen Apfel oder ein Stück Bitterschokolade. Kohlenhydrate clever genießen: Viel Gemüse, genug Obst, eine kleine Portion Vollkornprodukte. Auf ausreichend gesunde Fette achten – und natürlich auf genug Eiweiß: Ei, Fisch, Geflügel, Hüttenkäse … Man muss eine Diät finden, die zu einem passt – das ganze Leben. Dazu gehört selbstverständlich: »bewegen, bewegen, bewegen.«

Dafür haben Sie ein Gut-Wetter- und ein Schlecht-Wetter-Rezept …

Genau: Schönes Wetter lockt mich mit meinen Nordic-Walking-Stöcken hinaus. Wenn es regnet und ich wenig Zeit habe, hüpfe ich auf dem Mini-Trampolin. Das funktioniert morgens und abends – 365 Tage im Jahr.

Es kommen sicher viele Patienten zu Ihnen mit Überge-wicht, einem erhöhten Blutzuckerspiegel, mit Insulin-Resistenz. Verschreiben Sie eine Pille?

Ich mache lieber Kurse mit meinen Patienten, als ihnen eine Pille zu verschreiben. Wer auf den glykämischen Index achtet und sich bewegt, verliert sein Übergewicht und die Insulinresistenz verschwindet auch wieder. Man kriegt keinen Diabetes, keinen Herzinfarkt … Studien mit Typ-2-Diabetes-Patienten zeigen sogar: Wenn man glyx-niedrig isst und sich bewegt, kann man die Medikamente deutlich reduzieren – bis auf null.

Warum ist der Arzt so sinnvoll als Abnehmpartner?

Der Hausarzt ist der erste Ansprechpartner im gigantischen Gesund-heitssystem. Zu ihm hat man Vertrauen. Er kontrolliert – und motiviert. Wenn es einer schafft, den Menschen dazu zu bewegen, seine Lebens-weise zu ändern, dann der Arzt, der das auch vorlebt. Wunderbar, wenn er die Menschen dort abholt, wo sie stehen, sie begleitet und dann in ein gesünderes und vor allem glücklicheres Leben entlässt.

Sie halten Ihr neues Gewicht jetzt konstant seit fünf Jahren. Wie beugt man dem Jojo-Effekt vor?

Keine strenge Diät. Keine Verbote. Sünden zulassen. Einmal ist kein-mal. Also nichts spricht gegen ein Bier oder ein Stück Kuchen. Man muss es nur als Genuss mit besonderem Wert verstehen.

Einer guten Diät merkt man also nicht an, dass es sich um eine Diät handelt?

Eine gute Diät ist keine Diät im Sinne von Diät. Sondern im Sinne von Ernährungsumstellung, von Lebensweise. Wer clever genießt, lebt nach meiner Erfahrung ohne große Schwankungen – im Gewicht, im Stoffwechsel und in der Konfektionsgröße.

Was halten Sie von Süßstoff?

Wenig. Wenn schon, dann nimmt man Zucker als Gewürz, aber nicht als Basislebensmittel. Doch keine Regel ohne Ausnahme.

Wann ist Nahrungsergänzung sinnvoll?

Immer dann, wenn ein erhöhter Nährstoffbedarf da ist. Das kann beim Sportler oder stark Übergewichtigen mehr Eiweiß sein. Das kann Zink sein, um gut und infektfrei über den Winter zu kommen. Das kann Kalium fürs Herz sein, oder Magnesium oder Vitamin C für den Abnehmer. Hier sollte man das Gespräch mit einem kompetenten Arzt suchen, der auch mal die entsprechenden Labortests veranlassen kann.

Was tun, wenn einen der Heißhunger überfällt?

Wer Low Carb lebt, hat damit viel weniger Probleme. Ganz einfach ausgedrückt: Insulin senkt den Blutzuckerspiegel. Das führt zum Hungergefühl. Zum anderen blockiert das Hormon den Fettabbau. Wer wenig und die richtigen Kohlenhydrate isst, der hat seltener Heißhunger-Attacken. Und wenn einen eine überfällt, dann darf man ruhig auch hin und wieder nachgeben. Aber das sollte man bewusst tun – und sich klar darüber sein, was man tut.

Ein bisschen Speck darf doch ruhig sein – oder?

Die neueren Studien beweisen, dass moderates Übergewicht bei gleichzeitiger einigermaßen vernünftiger Lebensweise besser und langfristig gesünder ist als das ewige auf und ab im Jojo-Stil. Und missmutige, frustrierte, sich kasteiende, diätgestresste Menschen belasten ja nicht nur ihre Umwelt, sondern auch sich selbst.

Welche drei Lieblings-Tipps geben Sie Ihren Abnehmern mit ins Leben?

1. Sei dir klar, was du tust!
2. Prüfe, ob die nächste Mahlzeit oder Nascherei deine Lebensqualität wirklich verbessert!
3. Wenn du sündigst, dann tue es so selten wie möglich – aber: Genieße es ohne Reue!

Stefan Breit hält Abnehmkurse. Kontakt: info@allgemeinmedizin-hof.de

EIN BLICK IN DIE LOW-CARB-FORSCHUNG

Die Forschergruppe um Linda Stern und Frederick Samaha vom Philadelphia Veterans Affair Medical Center untersuchten 132 Freiwillige. Sie wogen alle etwa 130 Kilo und litten unter Diabetes oder Stoffwechselstörungen. Die Hälfte bekam die gängige Ernährungsberatung und lernte, 500 Kalorien pro Tag einzusparen und das Fett unter 30 Prozent zu drücken. Die andere Hälfte bekam den Rat, weitgehend auf Reis, Brot, Nudeln, Kartoffeln zu verzichten, dafür Fisch, Fleisch, Eier, Milchprodukte, stärkefreies Gemüse und Obst zu essen. So viel sie wollten. Das Ergebnis: Nach sechs Monaten hatten die Teilnehmer, die Kohlenhydrate minimierten und deren Fettverzehr auf über 40 Prozent stieg, sechs Kilo weniger. Die Fettsparer kamen gerade mal auf zwei Kilo. Wie sah es im Blut der Kohlenhydrat-Minderer aus? Das schlechte LDL-Cholesterin sank. Das gute HDL-Cholesterin stieg an. Die Blutzuckerwerte normalisierten sich. Viele der Teilnehmer konnten auf ihre Medikamente verzichten.

praxis

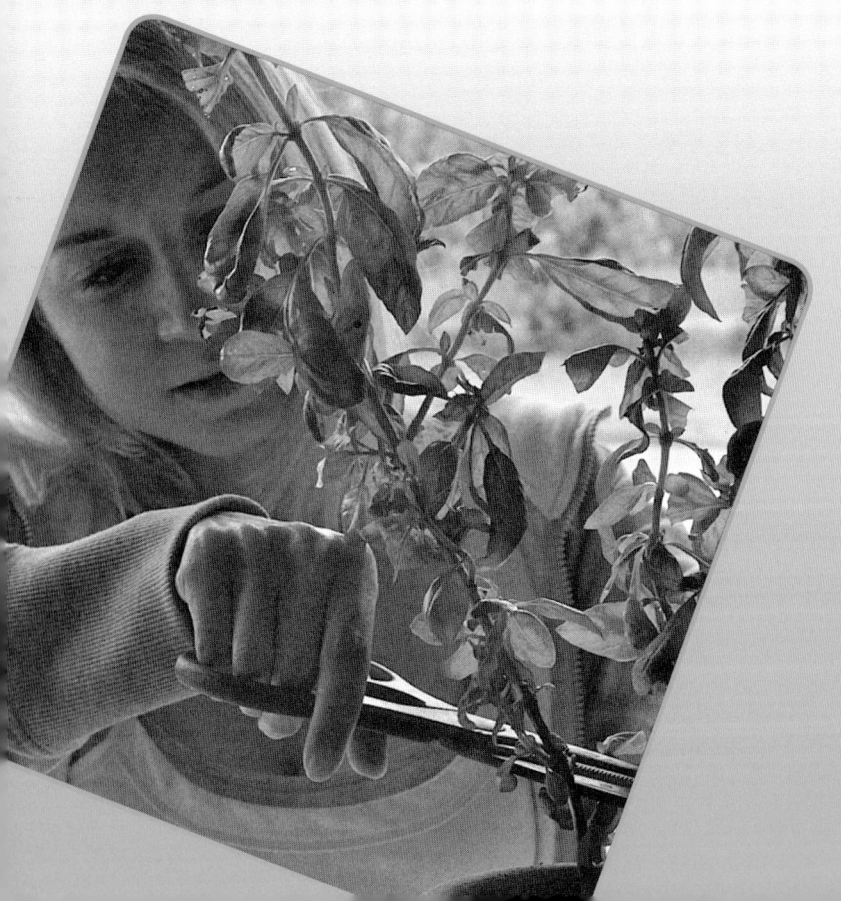

Ene mene muh,
und schlank bist du!

Sechs clevere Formeln, ein Survival-Guide und Rezepte im Baukastensystem machen die vier Carb-100-Wochen zu Ihrer persönlichen Erfolgsdiät. Picken Sie aus der Carb-Parade die Kohlenhydrate raus, die Ihnen schmecken und nicht auf die Hüfte wandern. Gönnen Sie Ihren Zellen mit der Fett-Formel einen Jungbrunnen. Nutzen Sie die Fatburner-Power von Eiweiß. Lesen Sie die Survival-Tipps für den Diätalltag – und genießen Sie die wunderbaren Rezepte!

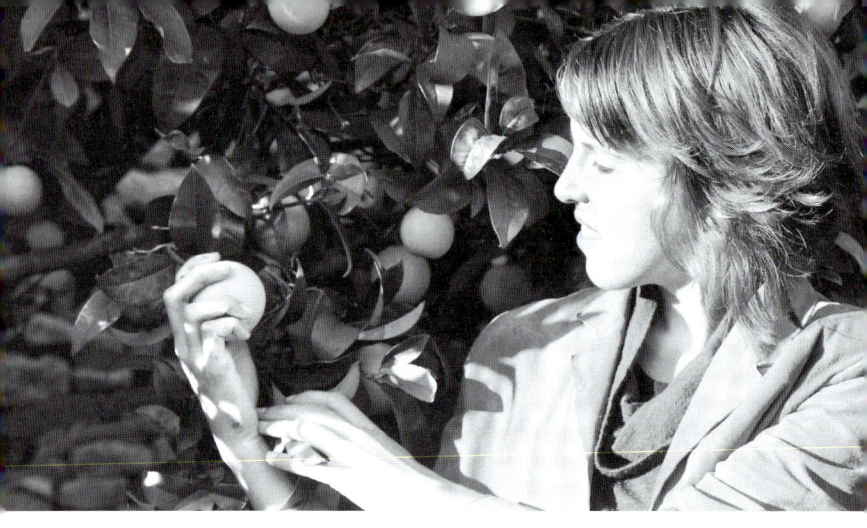

Erfolgsgarantie mit den sechs Schlank-Formeln

Die Carb-100-Formel

Braucht der Körper Kohlenhydrate? Kommt drauf an? Die Meinungen gehen von null bis 60 Prozent.

No Carb

Manche Ernährungexperten sagen: Der Bedarf ist gleich null. Sie empfehlen zum Abnehmen »No Carb«. Die überarbeitete Atkins-Diät erlaubt 20 g Kohlenhydrate (kein Obst!) – in der ersten Schnell-Abnehm-Phase. 20 g stecken in einer Scheibe Brot, einem Glas Orangensaft. In der zweiten Phase darf man langsam aufstocken, jede Woche 5 g pro Tag. No Carb garantiert, dass der Körper einen anderen Stoffwechselweg einschlägt, den Hungerstoffwechsel, die Ketose. Er baut Eiweiß und Fettsäuren ab, bildet Ketonkörper, die nimmt dann das Gehirn als Zucker- (Glukose-)ersatz. Das Fett schwindet schnell, man riecht etwas aus dem Mund. Ist nicht ganz so gut drauf. Das ist zwar ein natürliches, im Körper eingebautes Programm. Aber ein Notprogramm.

High Carb

Andere Ernährungsexperten sagen: Der Körper braucht 60 Prozent Kohlenhydrate – also »High Carb«. Das wären etwa 350 g. Das stimmt für 100-Kilometer-Läufer, für Bauarbeiter, für Landwirte. Der Muskel braucht Kohlenhydrate – dann, wenn er viel Leistung bringen muss. Der (Extrem-)Sportler braucht also mehr Kohlenhydrate. Dem sitzenden, meist übergewichtigen Denker, der 30 Minuten Joggen geht, langt »Carb 100«.

Wenig Carbs – und die richtigen

Das Gehirn braucht etwa 100 g Glukosemolekülchen. Die reichen aus, um nicht müde zu werden, leistungsfähig und gut gelaunt zu sein. Und die geben Sie ihm. Täglich. Hauptsächlich in gesunder Form (GLYX niedrig), also Gemüse, Obst und Vollkorn, und in Form von kleinen Genussfreuden, dem Löffelchen Zucker im Kaffee, dem Fruchtsorbet … Damit das Abnehmen erst einmal schnell geht.

UNSERE KOHLENHYDRATQUELLEN

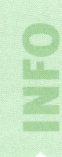

Kohlenhydrate stecken in so unterschiedlichen Produkten wie Bananen und Schokolade, Baguette und Kartoffeln, Vollkornbrot und Marmelade, Ketchup und Torten, Bonbons und Hamburger. Pudding und Reis. Mais und Essiggurken. Unsere Haupt-Kohlenhydratquelle ist das Brot. Die zweite Obst – natürlich weniger in der frischen Form. Mehr im Joghurt, im Fruchtnektar, in der Marmelade. Gefolgt von Süßwaren, Getreide, Milchprodukten, Kartoffeln, Säften, Kuchen, Teigwaren, Limonaden.

Und dann finden Sie für sich heraus, wie viele Kohlenhydrate Sie vertragen. Entweder, um weiter abzunehmen oder um nicht zuzunehmen. Sprich: Sie bauen mehr und mehr GLYX-niedrig-Lebensmittel in Ihr Leben ein – die finden Sie in den Tabellen dieses Buches. Sie erinnern sich an den Mäuseversuch (Seite 55)? GLYX-niedrig Kohlenhydrate darf man reichlich essen – das macht nicht dick. GLYX-hoch schlägt auf die Hüfte.

Und Sie lernen ein Croissant als ein Croissant zu sehen und nicht als Katastrophe – und gleichen es mit kleinen Tricks aus.

INFO

HITLISTE DER BALLASTSTOFF-LIEFERANTEN

Lebensmittel	pro Portion in g	Ballaststoffe in g
Artischocke	100	11
Avocado	200	13
Roggenvollkornbrot, 1 Scheibe	45	4
Obstkuchen, 1 Stück (viel Obst)	140	4
Gemüsefrikadelle	30	3
Fenchel, 1 große Knolle	200	7
Rosenkohl	200	9
Schwarzwurzeln	200	34
Brokkoli	200	6
Grünkohl	200	8
Himbeeren	125	8
Schwarze Johannisbeeren	125	9
Steinpilze	100	6
Macadamianüsse	25	4
Leinsamen, 1 EL	15	5
Vollkornhaferflocken, 5 EL	50	5
Haferkleie, 1 EL	10	2
Hülsenfrüchte, trocken	50	8
Weizenkleie, 1 EL	10	5

Dabei hilft Ihnen das Herz dieses Buches, die Carb-Parade (Sie finden sie ab Seite 86).

Bitte Ballaststoffe

Kohlenhydrate sind in der Natur oft verheiratet mit Ballaststoffen. Die braucht der Körper. 30 g Ballaststoffe halten satt, schützen vor Herzinfarkt und Krebs. Der Chemiker unterscheidet lösliche und unlösliche Ballaststoffe. Das nur nebenbei. Wichtig ist, wie kommen Sie an Ihre 30 g? Mit Obst und Gemüse, 30 g Nüssen, einer kleinen Portion Getreide. Und einem Esslöffel Weizenkleie oder Leinsamen.

Übrigens: Auf dem Lebensmitteletikett steht »unverdauliche Kohlenhydrate« – das heißt Ballaststoffe. Die sind gut, die fallen nicht unter die Carb-Rechnung.

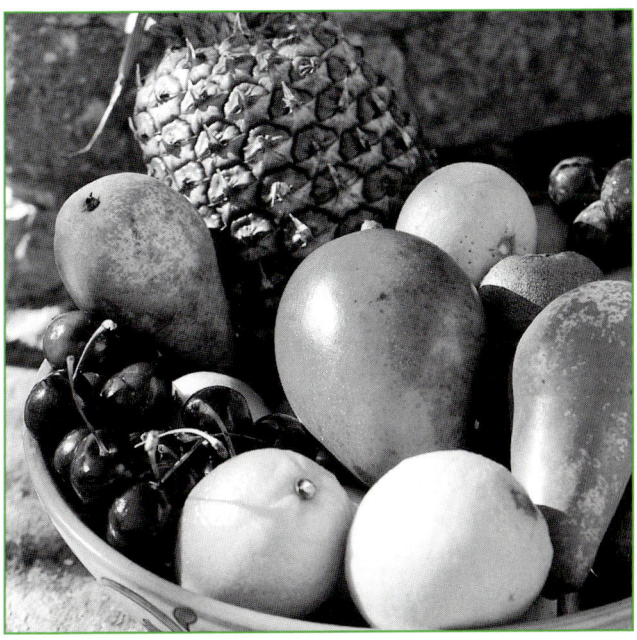

◆◆ *Die Carb-Parade*

Was zählt – und was zählt nicht? Hier finden Sie von der Beilage bis zur natürlichen Süße alles, was Ihr Carb-Konto füllt. Damit können Sie die Rezepte ab Seite 136 kombinieren. Mehr Carbs finden Sie in unserem »Carb Guide« ab Seite 196. Den würde ich mir rauskopieren für Unterwegs …

Von No über Low zu High

◆ **No Carb** heißt: Sie bleiben unter 10 Carbs pro Mahlzeit.

◆ **Low Carb (= Carb 100)** heißt: Sie bleiben unter 30 (streng) bis 50 (locker) Carbs pro Mahlzeit. Und halten sich an die GLYX-niedrig-Carbs (alle genannten Lebensmittel haben einen GLYX unter 55. Die GLYX-hoch-Carbs haben einen über 55).

◆ **High Carb:** Wenn Sie über 30 bis 50 Carbs kommen – dann ist das nicht schlimm, wenn Sie wenig Fett dazu essen. Und Sie können eine High-Carb-Mahlzeit ausgleichen, indem Sie die nächste Mahlzeit zur No-Carb-Mahlzeit machen.

KÖRNER & BROT

😐 GLYX-niedrig-Carbs

Mit den GLYX-niedrig-Kohlenhydratbeilagen gehen Sie spielerisch um. Probieren Sie, ob Ihnen eine kleine Portion reicht.

❯ 1 Scheibe Pumpernickel (40 g)	15	❯ 3 Vollkornkekse ohne Zucker (30 g)	15
❯ ½ Roggenvollkornbrötchen (30 g)	15	❯ 2 EL Buchweizen (30 g)	20
❯ 1 Scheibe Roggenschrotbrot (40 g)	15	❯ 1 EL Dinkelschrot (15 g)	10
❯ 1 Scheibe Sojabrot (40 g)	15	❯ 2 EL Getreidevollkornflocken (30 g)	20
❯ 1 Scheibe Vollkornbrot (40 g)	15	❯ 2 EL Haferkleie mit Keim (20 g)	10
❯ 2 Scheiben Vollkornknäcke (26 g)	15	❯ 1 EL Leinsamen (15 g)	0
❯ 1 Vollkorn-Toastbrot (30 g)	15	❯ 3 EL Müsli ohne Zucker (30 g)	15
		❯ 1 EL Vollkornmehl (15 g)	10

😧 GLYX-hoch-Carbs

Das sollte eher die ganz, ganz seltene Ausnahme sein:

❯ 1 Scheibe Baguette (40 g)	20	❯ 1 Hand voll Popcorn,	
❯ 1 Blaubeer-Muffin (57 g)	25	salzig (20 g)	10
❯ 1 Portion Cornflakes (30 g)	25	❯ 3 Reiswaffeln (20 g)	15
❯ 1 Croissant (70 g)	30	❯ 1 Schoko-Donut (50 g)	30
❯ 2 Kekse, Kakaocreme-		❯ 1 Weizenbrötchen	
füllung (50 g)	35	(45 g)	25

KARTOFFELN, NUDELN & CO

Hier sollten Sie nur einmal pro Tag zugreifen – und wer viel abnehmen will oder die Portionen größer wählt, der spart an Carbs in der nächsten Mahlzeit.

😊 GLYX-niedrig-Carbs

Sobald Sie abgenommen haben, können Sie die (halbe) Portion langsam erhöhen.

❯ Bulgur (40 g)	30	❯ Naturreis parboiled	
❯ Basmativollkornreis		(roh 40 g)	30
(roh 40 g)	30	❯ Pasta al dente (roh 40 g)	30
❯ Naturreis (roh 40 g)	30	❯ Sojanudeln (roh 40 g)	20
❯ Naturreis mit Wildreis		❯ Vollkornnudeln (roh 40 g)	25
(roh 40 g)	30	❯ 2 kleine Pellkartoffeln (80 g)	15

Kartoffeln sind zwar nicht GLYX-niedrig, aber in dieser Portion kurbeln sie nicht die Insulinproduktion an.

😧 GLYX-hoch-Carbs

Das Folgende sollte alles eher die Ausnahme bleiben.

❯ Basmatireis (roh 40 g)	30	❯ 1 kleine Ofenkartoffel (150 g)	25
❯ Bratkartoffeln (150 g)	30	❯ Pasta weich gekocht	
❯ Kartoffelbrei (200 g)	25	(roh 40 g)	30
❯ 2 Kroketten, frittiert		❯ 1 kleine Tüte Pommes (80 g)	35
(80 g)	20	❯ Langkornreis (roh 40 g)	30

◆◆ *Die Carb-Parade*

◆ *VORSICHT DICKMACHER!*

Die tragen doppelt auf, weil sie Fett gleich mitliefern:

Kartoffelchips (50 g)	20 Carbs
Big Mäc (212 g)	45 Carbs
Cheeseburger (117 g)	30 Carbs
Fischmäc (150 g)	40 Carbs
Hamburger (103 g)	30 Carbs

EIWEISS-QUELLEN

Hiermit füllen Sie Ihre Eiweißtanks auf:

☺ No Carbs

❭ Eier, Tofu, Fisch, Fleisch, Geflügel, Wild, Sojadrink (ungesüßt) gehen nicht in die Carb-Rechnung ein. Sie liefern kaum Kohlenhydrate. Hier dürfen Sie die Portionen vergrößern.

☻ GLYX-niedrig-Carbs

❭ Milchprodukte wie naturbelassener Joghurt, Buttermilch, Kefir, Quark, Milch, Sahne und Käse liefern nur ganz wenig Carbs. Etwa 1 bis 5 g pro 100 g Lebensmittel. Diese Carbs dürfen Sie ignorieren, denn der GLYX ist superniedrig, und Eiweiß ist wichtig zum Fettverbrennen.

☹ Vorsicht High Carbs!

Davon sollten Sie die nächsten vier Wochen die Finger lassen:

❭ Paniertes. 5 Fischstäbchen (150 g) zum Beispiel schlagen mit 20 Carbs zu Buche.

❭ Süße Milchprodukte: Ein Becher Frucht-Dickmilch (250 g) wartet mit 30 Carbs auf. Ein Joghurt mit Fruchtzubereitung (150 g) hat 20 Carbs. Schoko-Trunk 0,25 l: 35 Carbs. Molke-Fruchtgetränk 0,2 l: 25 Carbs. Lieber selbst mixen!

◆ *EIN WORT ZUM FERTIGPRODUKT*

 Werfen Sie einen Blick aufs Etikett. Dort steht, wie viel Kohlenhydrate in 100 g enthalten sind. Bei einem vollwertigen Produkt mit vielen Ballaststoffen (unverdauliche Kohlenhydrate), ungesüßt, können Sie davon ausgehen, dass der GLYX unter 55 liegt.

☹ Handelt es sich um ein Fabrikprodukt – mit Stärke, Weißmehl und/oder Zucker (Glukosesirup), dann nehmen Sie die angegebenen Kohlenhydrate für die Portion, die Sie davon essen, einfach 1:1. Ist auch noch Fett enthalten, dann könnten Sie die Carbs in Gedanken auch verdoppeln: Das schlägt sich auf den Hüften erst recht nieder.

☹ Handelt es sich um ein »Low-Carb-Produkt« mit viel Süßstoff und Zuckeraustauschstoffen drin, dann stellen Sie es zurück ins Regal.

GEMÜSE, HÜLSENFRÜCHTE UND NÜSSE

Von den No-Carbs sollten Sie essen, so viel Sie können – je mehr, desto gesünder.

☺ No Carbs

❯ Von allen Gemüse- und Salatsorten, auch Pilzen und Sprossen, die unten nicht genannt sind, dürfen Sie essen, so viel Sie wollen. Sollten Sie auch, denn sie versorgen Sie mit Ballaststoffen und all den wunderbaren Biostoffen der Pflanze.

❯ Nüsse, Sonnenblumenkerne, Sesam, Kürbiskerne können bis 30 g ohne Carb-Punkte gegessen werden. Durch den hohen Gehalt an Ballaststoffen und gesunden Fetten locken sie kein Insulin.

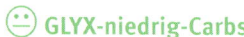

Die Carb-Parade

😐 GLYX-niedrig-Carbs

Vor diesen Carbs dürfen Sie sich nicht fürchten. Hülsenfrüchte liefern sehr viel Eiweiß und Ballaststoffe. Einfach in den ersten vier Wochen ins Carb-Konto mit einberechnen.

❯ Bohnen, weiß (125 g)	20		❯ Kichererbsen (150 g)	20
❯ Erbsen, Tiefkühltruhe			❯ Kidney-Bohnen (125 g)	20
(150 g)	20		❯ Linsen (150 g)	25

😞 GLYX-hoch-Carbs

Diese Carbs machen Ihnen natürlich auch keine Angst, vor allem wenn Sie nur eine kleine Portion essen – dann lockt das kaum Insulin. Einfach die Carbs berechnen.

❯ 1 große Batate/Süßkartoffel			❯ Maiskörner (125 g)	20
(150 g)	35		❯ Saubohnen, trocken	
❯ Edelkastanie/Maroni (125 g)	45		(40 g)	20
❯ 2 Karotten, gekocht (150 g)	10		❯ Pastinake (200 g)	5
❯ Kürbis (200 g)	10		❯ Rote Bete (150 g)	10

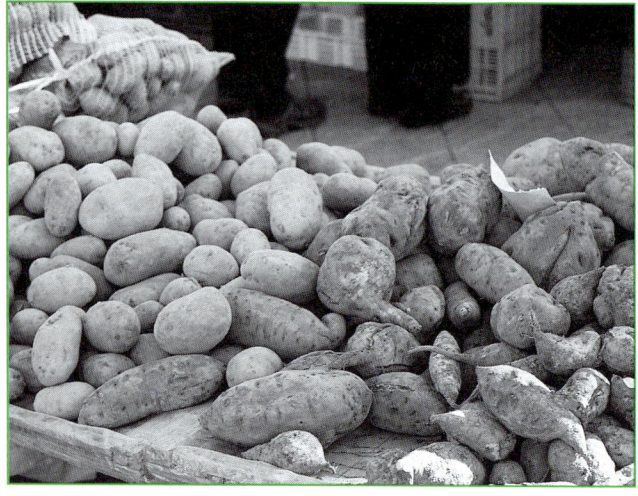

SÜSSE & SAURE FRÜCHTE

Essen Sie täglich zwei Portionen Obst. Wählen Sie am
besten GLYX-niedrig. Wenn GLYX-hoch, dann einfach eine
kleine Portion.

☺ GLYX-niedrig-Carbs

Hier finden Sie die idealen Früchtchen für Ihre vier
Low-Carb-Wochen.

❯ 1 kleiner Apfel (100 g)	10
❯ 5 getrocknete Apfelringe (25 g)	15
❯ 2 Aprikosen (50 g)	5
❯ 1 kleine Birne (100 g)	10
❯ Brombeeren (125 g)	5
❯ Erdbeeren (125 g)	5
❯ 2 frische Feigen (100 g)	15
❯ $^1/_2$ Grapefruit (125 g)	10
❯ Heidelbeeren (125 g)	10
❯ Himbeeren (125 g)	5
❯ Johannisbeeren, rot (125 g)	10
❯ Johannisbeeren, schwarz (125 g)	15
❯ saure Kirschen (100 g)	10
❯ 1 große Kiwi (100 g)	10
❯ 1 Mandarine (50 g)	5
❯ $^1/_2$ Mango (125 g)	15
❯ Mirabellen (100 g)	15
❯ 1 Nektarine (125 g)	15
❯ 1 mittelgroße Orange (150 g)	10
❯ 1 Passionsfrucht (50 g)	5
❯ 1 Pfirsich (125 g)	10
❯ 10 Pflaumen (100 g)	10
❯ 4 getrocknete Pflaumen (25 g)	15
❯ Stachelbeeren (125 g)	10
❯ Weintrauben (125 g)	20

☹ GLYX-hoch-Carbs

Natürlich können Sie auch ab und zu eine süße Frucht genießen – in
einer kleinen Portion. Gut, wenn Sie sie mit GLYX-niedrig-Obst kombinieren.

❯ Ananas (125 g)	15
❯ Ananas, Dose, gezuckert (100 g)	20
❯ 1 kleine reife Banane (100 g)	20
❯ 3 Datteln (getrocknet, 25 g)	15
❯ 2 Feigen, getrocknet (40 g)	25
❯ Honigmelone (125 g)	15
❯ $^1/_2$ Kaki (125 g)	20
❯ Kirschen, süß (125 g)	15
❯ $^1/_2$ Papaya (125 g)	5
❯ 2 TL Rosinen (15 g)	10
❯ Wassermelone (125 g)	10

◆◆ *Die Carb-Parade*

GETRÄNKE

Trinken Sie drei Liter pro Tag.
Jede Stunde ein Glas – ideal:
No Carb. Und Gemüsesäfte, am
besten selbst gepresst.

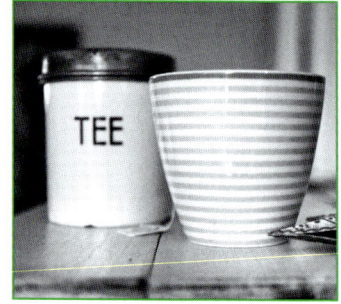

😊 No Carbs

❭ Tees, Kaffee ohne Zucker,
Wasser mit Zitrone enthalten
keine Carbs.

❭ Nicht mehr als 1 Carb liefern: 1 Glas Champagner, trockener Rotwein
oder Weißwein (lieblicher hat viel mehr).

😐 GLYX-niedrig-Carbs

Auch das füllt Ihr Carb-Konto. Doch hier müssen Sie um Ihre Linie nicht
fürchten. Alkohol: nicht mehr als ein bis zwei Gläschen.

❭ Apfelsaft, ungesüßt (0,2 l)	20	❭ Orangensaft, frisch gepresst (0,2 l)	20
❭ Apfelsaftschorle 1:3 (0,2 l)	5	❭ Sauerkrautsaft (0,2 l)	1
❭ Gemüsesaft, Bio-, gemischt (0,2 l)	10	❭ Tomatensaft (0,2 l)	4
❭ Grapefruitsaft, frisch gepresst (0,2 l)	15	❭ Champagner (0,1 l)	1
		❭ Rotwein, trocken (0,2 l)	5
❭ Karottensaft (0,2 l)	10	❭ Rosé (0,2 l)	5
		❭ Weißwein, trocken (0,2 l)	1

😞 GLYX-hoch-Carbs

Diese Quellen sollten Sie möglichst selten anzapfen:

❭ Cola/Limonaden (0,2 l)	20	❭ Rote Bete (0,2 l)	20
❭ Energy-Drink (0,25)	40	❭ Sportgetränke (0,2 l)	25
❭ Fruchtsaft, gezuckert (0,2 l)	25	❭ Bier (0,5 Liter)	15
		❭ Federweißer (0,2 l)	25
❭ Multi-Vitamin-Nektar (0,2 l)	25	❭ Weißwein, lieblich (0,2 l)	10

WAS DAS LEBEN SÜSS MACHT

Diese kleinen süßen Freuden fließen auf Ihr Carb-Konto ein:

GLYX-niedrig-Carbs

So macht Süßen Freude

› 1 TL Agavendicksaft (7 g)	5	› 1 TL Fruchtaufstrich, ohne Zucker (15 g)	5
› 1 TL Ahornsirup, Apfel- oder Birnendicksaft (7 g)	5	› 1 TL Fruchtzucker (5 g)	5
› 1 TL Akazienhonig (7 g)	5	› 1 Rippe Bitterschokolade (20 g)	5

GLYX-hoch-Carbs

Das wie ein teures Gewürz behandeln:

› 1 TL Zucker (5 g)	5	› Traubenzucker (5 g)	5
› 1 TL Marmelade (15 g)	10	› 1 Rippe Vollmilchschokolade (20 g)	10
› 1 TL Nussnugatcreme (15 g)	10		

◆ *BITTE KEINEN SÜSSSTOFF*

Süßstoff regt den Appetit an – und ist kein natürliches Produkt. Er mag für Diabetiker ein Segen sein, gesunde Menschen brauchen ihn nicht. Bitte verzichten Sie wenigstens während dieser vier Wochen darauf (auch in Getränken und Fertigprodukten) – bis Sie aus der Süßhungerfalle raus sind. Danach schmeckt er Ihnen eh nicht mehr.

Die Eiweiß-Formel

Wie Fisch und Joghurt Pfunde vertreiben

Mehr Eiweiß bedeutet: weniger Fett, mehr Muskeln, mehr Leistung, mehr gute Laune, stärkeres Immunsystem. Nun, das müssen Sie lernen wie eine neue Vokabel, weil in den meisten Gehirnen noch eingebrannt ist: Bloß nicht zu viel Eiweiß essen, das macht dick, das macht krank. Ich verstehe unter Eiweiß auch nicht den Schweinebraten und die Fleischwurst. Ich verstehe darunter: morgens ein Glas Sojamilch, einen Becher Joghurt im Fruchtsalat. Mittags Geflügel, Ei oder Tofu im Salat, abends einen Seewolf aus der Pfanne.

Das ist gesund. Das liefert Eiweiß. Eiweiß ist Leben. Eiweiß ist gute Laune. Eiweiß ist Gesundheit. Eiweiß ist Jugendlichkeit. Und Eiweiß ist schlanke Linie.

Fehlt Eiweiß, läuft in Ihrem Körper gar nichts mehr, wie es soll. Er schraubt den Stoffwechsel runter. Ihnen geht alle Energie aus. Und jede Zelle verkümmert. Denn Ihr Körper besteht aus Eiweiß. Jede Zelle, die Muskeln, die Hormone, Abwehr-kräfte, die Gefühle … Zudem stimuliert Eiweiß Hormone, wie das Glukagon, das den Stoffwechsel in Richtung schlank trimmt. Oder Nervenbotenstoffe, durch die wir uns fit und wach fühlen. Eiweiß macht satt – deswegen funktionieren pro-teinreiche Diäten auch besser.

Eiweiß wird ständig ab- und wieder aufgebaut. Dafür brau-chen Sie Nachschub, der täglich auf dem Teller liegen muss. Die Low-Fat-Hysterie hat dazu geführt, dass die Menschen zu wenig Eiweiß aufgenommen haben – darum verschwand in Deutschland so viel Muskelmasse, und Fett bürgerte sich ein.

So macht Eiweiß fit & schlank

◆ **Die Eiweiß-Formel:** Um gesund und aktiv zu sein, braucht der Mensch mindestens 1 Gramm Eiweiß pro Kilogramm Kör-pergewicht. Ich zum Beispiel brauche 52 g. Achte aber auf min-destens 80. Denn das tut mir nicht weh, sondern eher gut. Wer abnehmen will, viel Stress hat oder krank ist, braucht 1,5 bis 2 g pro Kilo auf der Waage. Sonst nagt der Körper seine eigenen Muskeln an – ausgerechnet seine Fettverbrennungsöfchen.

◆ **Dreimal am Tag:** Achten Sie darauf, dass Sie dreimal am Tag eine Portion Eiweiß essen. Optimal ist, wenn Sie Eiweiß mit einer kleinen Menge Kohlenhydrate kombinieren, das dimmt den GLYX und macht fröhlich – essen Sie den Joghurt mit Obst, den Fisch mit Gemüse.

Gesunde Eiweißquellen: Eier, Fisch, qualitativ hochwertiges weißes Fleisch (Geflügel, Kalb, Kaninchen), Wild, Hülsen-früchte, Soja, Nüsse, Milchprodukte. Für Fleisch gilt immer noch: in Maßen genießen. Von Bio kann es ruhig das größere Stück sein, es hat nämlich eine wesentlich bessere Fettsäure-Zusammensetzung. Enthält mehr Omega-3-Fette. Und Wurst und Braten sollten eher selten auf dem Plan stehen. Was liefert wie viel Eiweiß? Gucken Sie in die Tabelle auf Seite 96.

Wie viel ist das denn auf dem Teller?

Ein 60-Kilo-Abnehmer braucht etwa 90 g Eiweiß. Ein 100-Kilo-Abnehmer braucht etwa 150 g Eiweiß. Das teilt man auf in drei Mahlzeiten.

Bleiben wir bei dem 60-Kilo-Abnehmer: Er braucht mindestens 30 g Eiweiß pro Mahlzeit. Und worin stecken zum Beispiel 30 g Eiweiß? Schauen Sie in der Tabelle auf Seite 98 nach.

Was machen Schwergewichte?

Wenn Sie sehr viel Übergewicht haben, können Sie Ihre Fisch- oder Geflügelportionen vergrößern. Mehr Milchprodukte es-

TIPP

TAGESBEDARF VON 120 GRAMM EIWEISS?

Den deckt man zum Beispiel so:

◆ 200 g Fisch oder Geflügel, mager	40 g
◆ 30 g Nüsse	8 g
◆ 1 Ei	10 g
◆ 50 g Mozzarella	10 g
◆ 150 g Quark	20 g
◆ 150 g andere Milch- oder Sojaprodukte	7 g
◆ 1 Portion Hülsenfrüchte	10 g
◆ 2 kleine Portionen Vollkorngetreide	10 g
◆ 1 Portion Broccoli	5 g

Wie viel Kalorien das hat? 1100. Ein schöner Teil davon verpufft als Wärme über die Haut (Seite 55). Man rechnet so: Für jedes Gramm Eiweiß (4 kcal) schießt der Körper eine Kalorie für die Verarbeitung zu. Die nimmt er aus dem Fettdepot.

sen. Sie werden aber ziemlich bald an Ihre Grenzen stoßen. In diesem Fall kann ein Eiweißpulver weiterhelfen. Mit Mehl und Zucker sind Sie dick geworden. Dann können Sie, ohne Schaden zu nehmen, auch mit Erbsenpulver abnehmen. Einmal am Tag, 3 Esslöffel. So lange, bis Sie das gefährliche Übergewicht runterhaben. Und dann reicht wieder: Natur pur.

Tipp: Da ich auf dem Markt kein Eiweißpulver gefunden habe, dass a) kaum Kohlenhydrate enthält, b) ohne Süß- und Farbstoffe auskommt, c) ein gesundes Aminosäuremuster hat, habe ich bei einem Hersteller angerufen und gefragt, ob er mir nicht eines mixen kann, für meinen Probanden Frank, den ich ein Jahr lang begleitet habe, um ein Buch zu schreiben: »Die Diät-Nannny: Glücklich, satt und 30 Kilo leichter«. Das Pulver gibt es jetzt auf dem Markt. Bezugsquelle Seite 222.

Und Vegetarier?

Vegetarier oder Menschen, die Milchprodukte nicht vertragen, kommen auch an ihr Eiweiß: Sojamilch, Sojajoghurt, Tofu und Algen liefern viel Protein. Was Soja betrifft, sollten Sie sich informieren, ob der Hersteller auf gentechnisch hergestelltes Soja verzichtet. Bestimmte Supermarktketten nehmen auch keine Genprodukte in ihr Sortiment auf. Nicht zu viel Soja sollte man konsumieren, wenn in der Familie hormonell bedingter Krebs auftaucht, z. B. in Brust oder Prostata.

Gleich mal rechnen

Sie brauchen etwa 1,5 g Eiweiß pro Kilogramm Körpergewicht. Rechnen Sie gleich mal aus, wie viel Eiweiß Sie brauchen. Und achten Sie täglich darauf, ob Sie es auch bekommen.

Ich wiege [_____] **·1,5 =** [_____]

Wertvolle Eiweissquellen

Soja & Algen

30 g Algen, getrocknet

60 g Sojabohnen

50 g Sojaschnetzel

Fleisch, Geflügel, Wurst

65 g Schinken (ohne Fettrand)

80 g Hühnerbrust (ohne Haut), Putenbrust oder magerem Lamm

90 g Rinderlende, Rehrücken, Schweinefilet

95 g Kaninchen

100 g Kalbsfilet, Rinderfilet o. -lende

125 g magerer Geflügelwurst

Fisch

80 g Räucherlachs

100 g Heilbutt, Lachs, Sardine oder Thunfisch

110 g Garnelen oder Makrele

120 g Scholle, Kabeljau, Seezunge, Steinbutt

125 g Hummer

20 G EIWEISS STECKEN IN ...

Milchprodukte & Eier

250 ml Kefir oder Dickmilch

300 ml Milch oder Buttermilch

300 g Joghurt

25 g Parmesan

50 g Mozzarella

60 g Feta (40 %)

75 g Frischkäse (20 % Fett)

75 g magerem Quark

1,5 Hühnereiern

800 g Pellkartoffeln

200 g Sojasprossen

Samen & Nüsse

35 g Erdnüssen

50 g Sesamsamen

40 g Leinsamen

45 g Pinienkernen

70 g Walnüssen

Getreide*

60 g Quinoa

75 g Amaranth oder Wildreis

125 g Naturreis

80 g Haferflocken

65 g Vollkornteigwaren

85 g Hartweizennudeln

125 g Roggenschrotbrot

Hülsenfrüchte* & Gemüse

50 g getrockneten Bohnen/Linsen

65 g Tofu

175 g Erbsen

200 g Sojajoghurt

300 ml Sojadrink, ungesüßt

225 g Rosenkohl

10 G EIWEISS STECKEN IN ...

* Diese Eiweißquellen fließen in Ihre Carb-Berechnung ein. Alle anderen gibt's zum Null-Carb-Tarif.

Die Fett-Formel

Kein Speck, viel Olivenöl – und wenig Sahne

Ich hab die Fetthysterie nie mitgemacht. Schmeckt mir einfach zu gut. Keine Diät ist fader als eine fettarme Diät. Ich liebe Käse. Am besten schmeckt mir der Peyrigoux mit 60 Prozent Fett. Da ess ich halt ein kleines Stück. Ist mir lieber als ein großes Stück Harzer Käse. Milch? Mir kommt diese langweilige fettarme nicht in meine Tasse Cappuccino. Der magere Unterschied zu den vollmundigen, natürlichen 3,5 Prozent setzt sich sicher nicht auf die Hüfte. Außer man trinkt einen Liter. Das Gleiche gilt für Joghurt. Mager ist Gehirnwäsche und eine Katastrophe für den Gaumen. Mein Vollkornbrötchen mit Ei genieße ich mit Butter. Ich träufle aber auch gerne Olivenöl drauf, beleg es mit Tomaten, Hüttenkäse, Kräutern. Gekocht wird bei uns mit Olivenöl – nein, nicht sparsam. Den Salat würzt auch mal Nussöl, die ausgepresste Grapefruit kombiniere ich immer mit einem Teelöffel Leinöl. Über den Fruchtsalat reiben wir uns Nüsse. Fett ist wichtig aus drei Gründen:

◆ Mit Fett schmeckt's einfach köstlicher.
◆ Fett verlangsamt die Aufnahme von Kohlenhydraten im Blut – sorgt dafür, dass weniger Insulin ausgeschüttet wird.
◆ Es hält jede Zelle jung und den Menschen gesund.
◆ Und es sorgt über den Hormonhaushalt dafür, dass wir satt sind – und das Fett verbrennt.

Allerdings das richtige Fett. Nicht der Speck und die Wurst.

Haben Sie jahrelang Fett gespart?

◆ Knausern mit Fett mag die Zelle gar nicht. Dann gehen ihr nämlich bestimmte Fettsäuren aus und die Zellwände werden spröde. Spröde Hautzellen altern schneller. Und spröde Gehirnzellen machen den Menschen dumm und depressiv. Spröde

Zellen machen dick und krank und schneller alt und anfällig für Krebs.

Was hält die Fettzellen geschmeidig? Was braucht der Körper? Was hilft beim Abnehmen? Fettsäuren aus Fisch, kaltgepressten Pflanzenölen, Samen und Nüssen – wie ein Vitamin. Essenzielle Fettsäuren halten die Wände unserer 70 Billionen Körperzellen geschmeidig und jung. Sorgen dafür, dass der Stoffwechsel funktioniert, sind Garanten für gesunde Nerven und Organe und für gute Laune – und für eine schlanke Linie.

◆ Sie brauchen kein Fett aus der Fabrik, keine dieser krebserregenden, Herzinfarkt auslösenden Transfettsäuren, die beim Härten von Fett entstehen. Die in der billigen Margarine stecken, im Fertigprodukt. Der Körper braucht auch kein Frittierfett oder raffiniertes Öl. Diese Fette machen die Zellen porös.

◆ Sie brauchen auch kein tierisches Fett, das sich vor allem in der bei uns so beliebten Wurst versteckt. Und im Braten. Da gibt es magere Alternativen.

TIPP

DIESES FETT BRAUCHT IHR KÖRPER!

Essenzielle Fettsäuren halten jede Zelle jung und geschmeidig. Ohne sie produziert der Körper auch keine Schlankhormone. Also:

◆ 3 bis 5 EL Olivenöl oder Rapsöl, 1 TL Leinöl, 1 EL Walnussöl,
◆ 2-mal die Woche fetten Seefisch (Hering, Lachs, Makrele),
◆ täglich 30 g Nüsse und Samen.

Das braucht Ihr Körper. Und hier würde ich überhaupt nicht sparen. Denn Fett macht satt – und Gemüse, egal ob roh oder gekocht, schmeckt viel, viel besser mit Olivenöl. Die meisten tierischen Fette (außer das vom Fisch) braucht der Körper nicht. Er braucht nur das Eiweiß. Und da gibt es die wunderbare Möglichkeit, einfach zur mageren Version zu greifen.

Die gute Sache mit den Eicos ...

Jahrzehntelang haben Ernährungsexperten zu mehrfach ungesättigten pflanzlichen Ölen geraten wie Weizenkeimöl, Maiskeimöl. Diese Öle verschieben im Körper das Gleichgewicht der Eicosanoide, der Gewebshormone, kurz »Eicos« genannt. Diese Öle mit ihren Omega-6-Fettsäuren verdrängen die wichtigen, gesunden Omega-3-Fettsäuren, verdrängen die guten Eicos. Gute Eicos verflüssigen das Blut, bekämpfen Entzündungen, blockieren das dick machende Insulin.

Schlechte Eicosanoide machen das Gegenteil: krank und dick. Auf ihr Konto gehen: Bluthochdruck, Arteriosklerose, hohe Blutfettspiegel, Thromboseneigung, Rheuma, Arthrose, Diabetes, Bronchialasthma, Neurodermitis, Gicht, Schmerzen, Entzündungen, Übergewicht – sie veranlassen harmlose Bindegewebszellen, sich in Fettspeicherzellen zu verwandeln.

Dem können Sie mit Ihrer täglichen Ernährung entgegensteuern:

◆ Gute Eicos brauchen Omega-3-Fettsäuren: Fisch, Leinöl, Rapsöl, Walnüsse. Auch Biofleisch oder Wild enthält Omega-3-Fettsäuren.

◆ Und das sollten Sie besser meiden oder reduzieren: Innereien und fettes rotes Fleisch (Schwein, Rind) liefern den Baustein Arachidonsäure für schlechte Eicos. Zu viel Omega-6-Fettsäuren (Weizenkeim-, Soja-, Distel-, Maiskeim-, Sonnenblumenöl) führen zu einem Übermaß an schlechten Eicos. Trans-Fettsäuren in Fertigprodukten vermehren schlechte Eicos.

... und die traurige Sache mit dem Tiramisu

Ein Stück Tiramisu liefert 50 Carbs. Nun können Sie sich vielleicht vorstellen, dass dieses süße, köstliche Teil sofort, stante pede in die Fettzellen hüpft. Stecken nämlich auch noch 17 g Fett drin. Sie erinnern sich? Die Kombination Carbs plus Fett schlägt schier doppelt zu Buche. Nun ist ein Tiramisu keine

Tragödie. Nur, wenn Sie von morgens bis abends Tiramisu essen. Das heißt, Carbs-hoch kombiniert mit tierischem Fett. Den Braten mit dem Knödel, das Brot mit der Debreziner, die Semmel mit dem Leberkäs, die Currywurst mit den Pommes, das Brot mit der Leberwurst … Darum ist die Schlank-Fettformel dreigeteilt.

Tierische Sparmaßnahmen

Die Fettformel ist einfach: Sparen Sie an tierischen Fetten – die Sie nicht brauchen: Sie können 100 g Salami essen oder 1 Kilo Schinken ohne Fettrand – und Sie nehmen gleich viel Fett auf. Sparen Sie an Wurst (liefert bis zu 40 g Fett pro 100 g), fetten Koteletts oder Braten (auch hier stecken bis zu 30 g Fett drin) – und wählen Sie einfach mager.

Magere Vertreter: Corned Beef, Hähnchenbrust ohne Haut, Hase, Kalbsfilet, Kalbsschnitzel, Lachsschinken, Putenbrust, Rehrücken, Rentierschinken, Rinderfilet, Rinderleber, Roast-

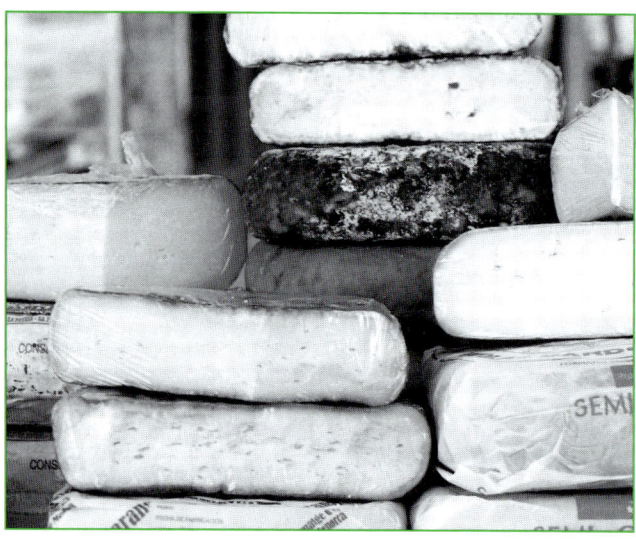

beef, Schinken geräuchert ohne Fettrand, Schweinefilet und -schnitzel, Truthahnlachsschinken, Truthahnmortadella (Fettmenge pro 100 g siehe Tabelle im »Carb Guide«).

☺ *Bitte mit Sahne …*

Was Käse und Milchprodukte betrifft, können Sie, wenn Sie wollen, ein bisschen Fett sparen. Müssen aber nicht akribisch nur Harzer-Käse essen und auf den Esslöffel Sahne in der Sauce verzichten. Essen Sie das, was Ihnen schmeckt – und das tut der Magerjoghurt vermutlich nicht. Beim arg fetten Käse essen Sie halt ein kleineres Stück, nicht unbedingt mit einem großen Stück Baguette.

Magere Gaumenfreuden: Buttermilch, Edamer, Feta, Harzer, Joghurt (3,5 %), Kefir, Korbkäse, Körniger Frischkäse, Limburger, Magerquark, Molke, Mozzarella, Romadur, Saure Sahne, Schichtkäse, Tilsiter, Ziegenkäse.

Höchstgenuss – in kleinen Mengen: Appenzeller, Bergkäse, Camembert, Crème fraîche, Doppelrahmfrischkäse, Edelpilzkäse, Emmentaler, Gruyère, Mascarpone, Schlagsahne, Schmand, Vollmilch.

☹ *Die dicksten Fettnäpfchen*

Hier haben Sie die ungünstige Situation, dass Kohlenhydrate auf Fett treffen. Genießt man die beiden gemeinsam, schlägt es sich doppelt auf der Hüfte nieder. Auf diese Dinge sollten Sie in den Low-Carb-Wochen verzichten – oder als Ausnahme eine winzig kleine Menge genießen.

So viel Fett steckt in 100 g Lebensmittel: Eiscreme, Sahnetorte oder Blätterteig liefern 20 bis 25 g Fett, Currywurst mit Pommes 54 g, Pizza 56 g, Pommes allein immerhin noch 15 g, Erdnussflips 30 g, Kartoffelchips 40 g, Tortilla-Chips »nur« 24 g, Haselnuss-Vollmilchschokolade 36 g und Nussnugatcreme 30 g.

Die Trink-Formel

Jeder Schluck macht schlank

Ich sag den Abnehmwilligen, die Wert auf meinen Rat legen, immer: »Die allererste Regel ist: trinken, trinken, trinken. Drei Liter pro Tag. Jede Stunde ein Glas – am besten mit Zitronensaft. Oder auch heiß mit Ingwer. Wenn ihr das nicht macht, dann braucht ihr gar nicht erst anzufangen.« Denn fürs Trinken gilt das Gleiche wie fürs Bewegen: Ohne passiert gar nichts. Ich kontrolliere das auch. Mit der Fettwaage, die zeigt nämlich auch Wasser im Körper an. Und da treff ich auf einige ausgetrocknete Kandidaten.

Warum Trinken an die Pölsterchen geht?

◆ Erstens: Weil Trinken der Insulinresistenz vorbeugt oder sie sogar rückgängig macht. Trinken schützt so vor dem Zunehmen und vor Diabetes.

◆ Zweitens, weil Trinken dem Körper beim Abbau der Stoffwechselprodukte, beim Säubern, beim Entschlacken, beim Abnehmen hilft.

◆ Drittens, weil es den Stoffwechsel optimiert. Es wird einfach mehr Fett verbrannt. Studien zeigen: Wer nicht genug trinkt, reduziert seinen Energiestoffwechsel um 3 bis 5 Prozent. Das macht einige Kilo Fett im Jahr. Noch mal einen kurzen Ausflug zum Grundumsatz: Etwa zwei Drittel der Kalorien, die Sie (normalerweise) mit der Nahrung aufnehmen, verbraucht der Körper dafür, dass er lebt, atmet, Temperatur ausgleicht, das Herz schlagen lässt … Sagen wir 1500 bis 1800 kcal. Am Tag. Also: Jetzt nehmen Sie mal 5 Prozent davon: Sind 75 Kalorien pro Tag. Und das mal 365 Tage: Macht im Jahr 27 375 kcal. Und ein Fettkilo hat 7000 kal, bedeutet de facto 3,9 Kilo. Alleine dadurch, dass man nicht trinkt.

Unter Trinken dürfen Sie jetzt natürlich nur Kalorienfreies, sprich Wasser verstehen, nicht etwa Softdrinks – denn die sind eine wahre Katastrophe.

Dickmacher Softdrinks

Nehmen Sie ein einziges 0,2-Liter-Glas Fruchtnektar oder Limonade oder Cola oder was immer Süßes da im Glas ist. Das entspricht 25 g Zucker. Macht im Jahr

25 · 365 Tage · 4,1 kcal = 32 412,5 kcal. Da sagt mir mein Taschenrechner: 5,4 Kilo Fett. Ein einziges Glas pro Tag. Viele trinken eine Flasche. Lassen Sie das weg! Begeistern Sie sich für Wasser – glauben Sie mir, das funktioniert. Binnen zwei Wochen mögen Sie Wasser. Mit ein bisschen Zitronensaft oder Acerolakonzentrat oder Sanddorn-Muttersaft (auch wunderbare Vitamin-C-Lieferanten). Es schmeckt Ihnen herrlich. Dann mögen Sie das pappsüße Zeugs nämlich nicht mehr. Und das erspart Ihnen mindestens 5 Kilo Fett im Jahr. Hier dürfen Sie ruhig mal an die Kalorien glauben. Ach ja: Was ich von light halte, wissen Sie inzwischen.

Und noch mehr Low-Carb- und High-Carb-Quellen?

☺ Jede Menge Wasser aus der Flasche – oder dem Hahn. Ungesüßte Kräuter- und Früchtetees, Grüner Tee, schwarzer Tee, Rooibos-Tee – oder was Sie sonst an Tee mögen. Außnahme: Dieses gelbe Zuckerwasser namens Ice-Tea.

😐 Wunderbar sind Gemüsesäfte. Fruchtsäfte, frisch gepresst – ein Glas am Tag. Den GLYX von Orangensaft können Sie mit Buttermilch runterdimmen. Ideal: Grapefruitsaft vor dem Essen, weil er den Insulinhaushalt normalisiert.

😐 Bei Kaffee sollten Menschen mit Insulinresistenz aufpassen, denn zum Essen genossen sorgt er dafür, dass mehr Insulin ausgeschüttet wird, so neue Studien. Aber er regt den Stoffwechsel an. Sorgt dafür, dass ein bisschen mehr Fett verbrannt wird. Einfach mit einem großen Glas Wasser genießen.

☹ Die Maltose in Bier hat den höchsten GLYX von allen Zuckerarten. Darum setzt Bier an. Männer, die ihr täglich Bier weglassen, nehmen oft schon ab, ohne am Essen irgendetwas zu ändern.

☺ Wein? Ein wunderbares Naturprodukt, dazu Herzmedizin. Und er hat einen niedrigen GLYX, solange er trocken ist. Davon darf man ruhig ein Glas genießen. Egal ob rot oder weiß.

☺ Milch sollten Sie nicht als Getränk, sondern als Lebensmittel sehen. Davon können Sie auch genießen. Fett oder mager? Geschmacks- und Mengenfrage! Also hier schmeckt mir die Vollfettstufe im Kaffee besser. Im Glas darf es ruhig die magere Variante sein.

☺ Zapfen Sie die natürlichen Eiweißquellen an: Buttermilch, Kefir, Sojamilch.

TIPP

MARIONADE

Also ich press mir immer einen Berg Zitronen aus. Und die fülle ich in eine saubere Flasche ab. Die steht bei mir zu Hause im Kühlschrank. Und das mixe ich mir dann unter mein Wasser. Manchmal hab' ich mallorquinische Zitronen frisch vom Baum – was Besseres gibt's nicht. Ich weiß ehrlich gar nicht, wie man Zitronenlimo mögen kann. Ach ja: Ein Freund von mir hat das liebevoll »Marionade« getauft.

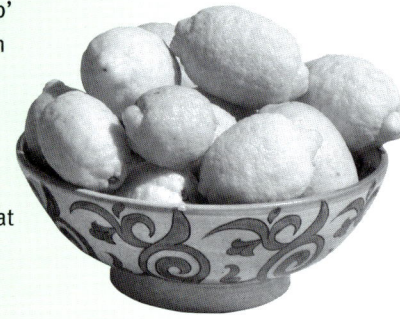

Die Mikronährstoff-Formel

Essen Sie Gemüse und reden Sie mit dem Arzt

Die beste Lebensversicherung heißt: Obst & Gemüse. Weltweit sterben 2,7 Millionen Menschen pro Jahr an Zivilisationskrankheiten – weil sie zu wenig Obst und Gemüse essen. Wir leben im Schlaraffenland und sterben, weil wir das Beste daraus nicht genießen. Der Körper braucht:

◆ 2 Portionen Obst,
◆ 1 großes Glas Gemüsesaft,
◆ 1 große Schüssel Salat,
◆ 1 Portion gedünstetes Gemüse,
◆ Gemüsestreifen zum Knabbern.

Das braucht der Körper. Mehr Gemüse schadet nicht – im Gegenteil. Da können Sie so viel essen, wie Sie wollen. Mit dem Obst sollten Sie ein bisschen vorsichtig sein. Denn es liefert teilweise viel Zucker. Äpfel, Beeren, Steinobst und Grapefruit können Sie ohne Bedenken schlemmen. Mit den süßen Früchten wie Bananen, Trauben, Melonen sollten Sie einfach ein wenig haushalten – heißt: Carbs zählen.

Brauchen wir die Vitaminpille?

In der Zeitung steht doch in letzter Zeit so oft, dass Vitamine »extra« mehr schaden als nutzen, ja sogar das Leben verkürzen. Glauben Sie nicht immer, was in der Zeitung steht. Sicher ist: Was wirkt, hat Nebenwirkungen. Und Vitalstoffpräparate sollte man nicht hochdosiert, wahllos unkontrolliert nehmen. Lesen Sie ab und zu mal »Xunt« meinen Weblog. Da steht immer mal wieder etwas zu aktuellen Studien drin. Und wie sie Journalisten übersetzen.

Früher nahm ein Mensch, der körperlich tätig war, 3000 Kalorien auf, unverarbeitete vitaminreiche Lebensmittel aus dem eigenen Garten. Er brauchte keine Vitaminpillen. In unseren 2000 Fabrik-Kalorien steckt das natürlich nicht mehr drin. Wer Übergewicht hat, dem fehlen meist auch Mikronährstoffe – häufig Chrom, Zink, Vitamin C, Magnesium. Viele der kleinen Mikronährstoffe – egal ob Vitamin, Mineralstoff oder Spurenelement – arbeiten im Energiestoffwechsel mit. Fehlt einer, fehlt Energie, und das Fett bleibt auf der Hüfte liegen. Nun zeigt die Studienlage: Es macht keinen Sinn, ein Vitamin, ein Mineral alleine aufzunehmen – all die Mikronährstoffe wirken immer im Zusammenspiel. Deswegen hat sie die Natur auch nicht einzeln verpackt.

Ja, wir leiden unter Vitaminmangel

◆ Fest steht: In unserem Schlemmerparadies nehmen 90 Prozent der Menschen zu wenig Folsäure auf. Das bedeutet für

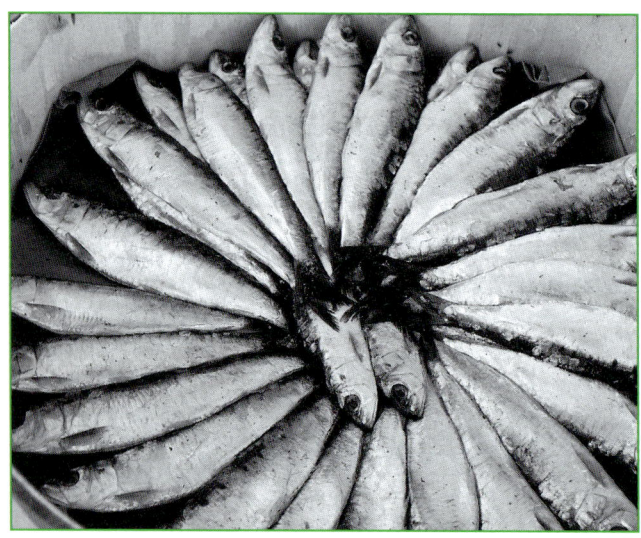

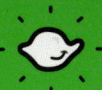

Neugeborene Fehlbildungen, für den Erwachsenen Herzinfarkt. Darum tut man in den USA Folsäure ins Mehl.

◆ Wir leben in einem Chrommangel-Gebiet. Chrommangel fördert Übergewicht, fördert Diabetes.

◆ Deutsche haben einen durchschnittlichen Selenspiegel von 70 Mikromol pro Liter Blut. Er müsste mehr als doppelt so hoch sein, damit wir ausreichend vor Krebs geschützt sind. Selen brauchen wir auch für unsere Energiezentrale, die Schilddrüse. Fehlt Selen, kann das auch dickmachen. Meine Pferde kriegen täglich ihr Selen. Weil es nicht mehr im Boden steckt, folglich nicht im Gras, nicht im Heu … Das lass ich im Blut messen. Und fülle auf. Das Gleiche gilt für Zink.

◆ Vitamin C arbeitet auch im Energiestoffwechsel mit. Dicke Menschen leiden häufig unter Vitamin-C-Mangel.

Diese Liste könnte man endlos fortführen … – und es läuft immer auf das Eine heraus: Sie werden schlank und bleiben gesund, wenn Sie gesund essen. Sie bekommen all diese apokalyptischen Reiter der Neuzeit von Herzinfarkt über Diabetes bis Krebs nicht, wenn Sie sich um Ihre Zellen kümmern.

Orthomolekularmediziner Dr. Wolf-Dieter Bessing, Mönchengladbach, sagt: »Kein seriöser Ernährungsexperte traut sich heute mehr zu sagen, dass man keine Vitamine extra braucht.« Im Grunde schließe ich mich dieser Meinung an. Denn man muss den Menschen da abholen, wo er steht. Und er steht nicht mit Gummistiefeln in seinem Gemüsebeet und erntet seinen Salat, seine Tomaten frisch. Er steht gestresst und übergewichtig im Supermarkt. Und das heißt: Er braucht Vitalstoffe extra. Wer nicht täglich gesund isst, sollte seine Nahrung sinnvoll ergänzen. Sinnvoll! Ergänzen! Mit Hilfe des Arztes – oder des Apothekers. Übrigens gibt es heute auch wunderbar natürliche Präparate mit Vitaminen und Biostoffen aus der Pflanze, aus Obst- und Gemüseextrakten. Lassen Sie sich auch hier bitte gut beraten oder informieren Sie sich im Internet.

Die Sport-Formel

Täglich Fett verbrennen – mit Spaß

Auch wenn ich Sie nerve – ich muss es noch einmal sagen: Wer sich nicht bewegt, kassiert mit hundertprozentiger Sicherheit den Jo-Jo-Effekt. Das wollen Sie nicht. Sie streifen künftig die Trägheit ab. Und kassieren Vitalität, Energie und jede Menge gute Laune.

Nun kommt es nur noch darauf an: Wie soll man sich bewegen? Ein kluger Mensch hat mal gesagt: Der beste Sport ist der, den man gerne treibt. Ein wahres Wort. Wie soll ein

---

INFO

WIE VIEL BEWEGUNG BRAUCHT DER MENSCH?

Die 2000-Kalorien-Formel
Experten raten: 2000 Kalorien sollten pro Woche der Bewegung zum Opfer fallen, durch regelmäßige Bewegung, beim Grenzpuls (siehe Seite 113).

2000 kcal verbrennen Sie,
wenn Sie fünfmal pro Woche ...

- 50–60 Minuten walken.
- 30–40 Minuten nordic-walken.
- 25–30 Minuten joggen.
- 15–25 Minuten trampolinhüpfen.
- 60–70 Minuten Rad fahren.

Bitte, das sind Ungefährwerte. Es hängt immer von Ihrem Stoffwechsel und Ihrem Gewicht ab, wie viel Kalorien Sie genau verbrennen.

Inlineskater zu großer Form auflaufen, wenn er sich auf den wackeligen Rollen unsicher fühlt? Wie soll einer zum Jogging- oder Walking-Fan werden, wenn er sich im Park vor bissigen Hunden fürchtet?

Die Sportart, mit der Sie Fett verbrennen wollen, soll Ihnen vor allem Spaß machen. Kostengünstig und leicht in den Alltag zu integrieren sollte sie natürlich auch sein. Im Folgenden sind fünf Alternativen beschrieben. Probieren Sie ruhig die eine oder andere aus.

Und wenn Sie sich nicht entscheiden können, mixen Sie ein- fach. Zum Beispiel: Sie hüpfen 15 Minuten auf dem Trampolin und fahren dann 20 Minuten mit dem Fahrrad in die Arbeit.

Gesundheits-Check

Sind Sie untrainiert, über 35, oder leiden Sie unter einer chro- nischen Krankheit? Dann machen Sie einen Gesundheits- Check beim Arzt, bevor Sie loslegen. Ideal ist, wenn Sie ein Belastungs-EKG machen und sich ins Blut gucken lassen. Per Muskelfunktions-Diagnostik spürt der Sportmediziner außer- dem muskuläre Dysbalancen auf. Ein Laktattest bestimmt Ih- ren optimalen Trainingspuls. Per Spiroergometrie können Sie sogar erfahren, wie aktiv Ihre Fettverbrennungsenzyme sind. Wenn diese nicht gerade im Akkord arbeiten, dann haben Sie sie in ein paar Wochen so weit: durch die Carb-100-Formel und Ihr Trainingsprogramm. Was das kostet? In einem Zen- trum für Sportmedizin etwa 170 Euro.

Wann darf ich trainieren?

Da gibt es keine Regel, weder vom Trainer noch vom Arzt. Bewe- gung ist immer effektiv (auch wenn sie morgens, nüchtern, ein wenig effektiver ist). Ob Sie besser morgens, mittags oder abends in die Schuhe schlüpfen oder auf die Matte gehen, können nur Sie alleine entscheiden. Es hängt von Ihrem Biorhythmus ab.

Wenn Sie ein …

… **Frühaufsteher** sind: Beginnen Sie mit der Bewegung gleich nach dem Aufstehen. Ohne Frühstück, nur mit einem Glas Wasser im Magen. Nüchtern verbrennen Sie am effektivsten Fett. Und Sie holen sich ganz viel Energie und Lebensfreude für den Tag.

… **Mittagsmensch** sind: Dann verlegen Sie Ihr Sportprogramm auf die Mittagspause. Trainieren Sie nicht mit vollem Magen.

… **Nachtmensch** sind: Trainieren Sie am besten kurz vor dem Abendessen. Zu späterer Stunde sollten Sie nur noch leichtes Ausdauertraining machen. Krafttraining pusht, mancher schläft schlecht ein.

Fettverbrennung ist eine Frage des richtigen Pulses

Bei Ausdauersportarten wie Jogging, Walken oder Radfahren müssen Sie das richtige Tempo finden. Denn: Geben Sie zu viel »Gas«, überlasten Sie Ihren Körper. Und er baut Energie und Vitalität ab, aber kein Gramm Fett. Unterfordern Sie dagegen Ihren Körper, fügen Sie ihm zwar keinen Schaden zu. Aber die Fettschmelze funktioniert nicht so, wie sie soll. Sie müssen also, während Sie sich bewegen, auf den Tourenzähler Ihres Körpers gucken. Und das ist Ihr Puls. Er sagt Ihnen, wie stark Sie Ihren Körper belasten. Damit Sie optimal Fett verbrennen, sollten Sie Ihren Grenzpuls kennen. Das ist der Puls vor dem Punkt, an dem der Körper von Fettverbrennung auf Milchsäureproduktion umschaltet. Wo er ohne Sauerstoff hauptsächlich Kohlenhydrate verbrennt. Sozusagen der rote Bereich auf Ihrer Körperbelastungsanzeige. Dieser Pulswert ist bei jedem Menschen anders. Den können Sie nirgendwo nachschauen. Den müssen Sie ermitteln. Am besten mit Hilfe eines Sportmediziners durch einen Laktattest. Alternativ errechnen Sie Ihren Grenzpuls mit der Lagerstrøm- Formel (siehe Kasten rechts).

INFO

SO ERRECHNEN SIE IHREN GRENZPULS

Trainingsherzfrequenz

$$= (220 - {}^3/_4 \, LA - RHF) \cdot X + RHF$$

◆ LA ist Ihr Lebensalter
◆ X der Trainingszustand
◆ RHF der Ruhepuls

Die X-Werte:

◆ Untrainierte	X = 0,60
◆ Mittelmäßig Fitte	X = 0,65
◆ Trainierte	X = 0,70
◆ Leistungsausdauersportler	X = 0,75 – 0,80

Ihr Trainingszustand   X =

Ein Rechenbeispiel

Sie sind ein 40-jähriger Untrainierter (X = 0,6), Ihr Ruhepuls beträgt 72. Dann berechnen Sie erst einmal den Wert in der Klammer (runden Sie die Stellen nach dem Komma immer auf oder ab) und erinnern Sie sich dabei an die alte Schulregel: Punkt vor Strich.

Trainingsherzfrequenz
$$= (220 - 30 - 72) \cdot 0,6 + 72$$
$$= 118 \cdot 0,6 + 72 = 71 + 72 = 143$$

Einmal rechnen reicht nicht

Sie müssen bedenken: Als Anfänger gehören Sie nach zwei bis drei Wochen Laufen, Walken oder Trampolinhüpfen sicher schon zu den mäßig Trainierten. Dann müssen Sie die Formel noch einmal mit Ihrem neuen Fitness-Wert berechnen.

Da der Ruhepuls mit steigender Fitness sinkt, haben Sie vielleicht schon einen Wert von zum Beispiel 68 erreicht. Dann schlägt auch Ihr Herz langsamer. Also lautet der neue Grenzpuls:

Trainingsherzfrequenz
$= (220 - 30 - 68) \cdot 0{,}65 + 68 = 147$

Knapp unter diesem Puls sollten Sie trainieren – ohne sich stur an die Formel zu halten. Hören Sie immer auf Ihren Körper. Er ist keine Maschine, die jeden Tag dieselbe Leistung bringt. Geht Ihnen also bei einem Wert von 144, 145, 146 die Luft aus, dann schalten Sie einen Gang runter.

Welcher Sport passt zu mir?

Also ohne Bewegung geht gar nichts. Und auch für Sie gibt es eine der vielen wunderbaren Bewegungsformen, die Ihnen den Weg zur schlanken Linie ebnen – und viel Gesundheit und Energie schenken. Suchen Sie sich eine aus …

INFO

EINE SINNVOLLE INVESTITION: DIE PULSUHR

Damit Sie während des Laufens oder Trampolinhüpfens nicht ständig Ihren Puls messen müssen, sollten Sie Ihre Belastung mit einer Pulsuhr kontrollieren. Pulsuhren funktionieren nach einem einfachen Prinzip: Sie tragen einen Brustgurt mit einem Sensor, dazu ein Empfangsgerät am Handgelenk. Gute Pulsuhren messen nicht einfach nur, sondern sie denken mit. Warnen Sie durch einen Signalton, wenn Sie Ihren Körper unter- beziehungsweise überfordern.

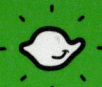

Das gilt für alle fünf Fatburner: Warm-up und Cool-down

◆ Starten Sie nicht ohne ein Glas Wasser im Bauch.

◆ Nehmen Sie sich, egal welchen Fatburner Sie wählen, fünf Minuten Zeit zum lockeren Aufwärmen. Nur ein aufgewärmter Körper hat Spaß an Bewegung.

◆ Hängen Sie nach dem Training immer ein paar Dehnübungen an. Die Muskeln danken es Ihnen, indem sie lang und geschmeidig bleiben.

Walking, der sanfte Einstieg

Walking heißt auf Deutsch »gehen«. Und das sollte man nicht zu wörtlich nehmen. Mit gemächlichem Spazierengehen hat der Trendsport nichts zu tun. Da muss schon ein bisschen Dampf hinter jedem Schritt sein. Walker gehen mit kleinen, schnellen Schritten. Sie bewegen aktiv ihre Arme und verlieren damit Pfunde.

◆ **Ideal für:** Einsteiger und ältere Menschen, für stark Übergewichtige und für Menschen mit Knie-, Rücken- und Hüftproblemen. Ungeübte können sich langsam walkend an die Bewegung gewöhnen, Gelenke, Sehnen und Bänder werden geschont.

Und so geht's

◆ Walking ist nichts anderes als forsches Gehen. Halten Sie sich aufrecht und schieben Sie Ihre Hüfte leicht nach vorn.

◆ Der Fuß setzt gerade mit der Fersenaußenseite in Gehrichtung auf und rollt mit der ganzen Sohle über die große Zehe ab. Ziehen Sie die Fußspitze vor dem Aufsetzen aktiv nach oben. So klatschen Sie nicht mit dem Fuß platt auf. Und bitte keine Riesenschritte machen.

◆ Wenn Sie das Tempo steigern wollen, dann erhöhen Sie die Schrittfrequenz und setzen Sie die Arme ein.

◆ Die Arme schwingen rhythmisch, gegengleich zu den Beinen mit. Die Pendelbewegung kommt aus den Schultern und nicht aus dem Ellenbogen. Die Ellenbogen sind um 90 Grad angewinkelt.

Nordic-Walking – der Turbo-Fatburner

Stellen Sie sich vor, Ihr Körper verfüge über einen Turbolader, den Sie beim Gehen zuschalten können. So fühlt es sich an, wenn Sie vom Walking auf Nordic-Walking umsteigen. Alles, was Sie dazu brauchen, ist ein Paar leichte Carbon-Stöcke. Nordic-Walking ist leicht zu lernen und eignet sich im Gegensatz zum Walking auch für die Super-Fitten. Die Sportart beansprucht Beine und Oberkörper. Durch den zusätzlichen Armeinsatz mit den Stöcken erreichen Sie spielend einen deutlich höheren Puls. Der Kalorienverbrauch steigt im Vergleich zum Walking um etwa 40 Prozent. Gleichzeitig ersparen Sie Ihren Gelenken tonnenschwere Arbeit, Sie belasten sie um 30 Prozent weniger als beim Walken.

Die Wohnzimmervariante

Sie können die Nordic-Walking-Bewegung täuschend ähnlich auf dem Ellypsen- oder Crosstrainer nachahmen. Das ist genauso effektiv – falls Sie nur mal zwischendurch ein paar Minuten Zeit haben oder das Wetter nicht zum Rausgehen einlädt.

◆ **Ideal für:** Menschen mit Knie-, Rücken- und Hüftproblemen, stark Übergewichtige und für Fortgeschrittene, die eine Alternative zum Walking suchen.

Und so geht's

◆ Die Schritttechnik und gegengleiche Arm-Bein-Bewegung ist identisch mit der des Walkings.

◆ Der Stock liegt entspannt in der Hand. Der ganze Arm schwingt locker in der Schulter nach vorn. Dann schließt sich die Hand fest um den Griff und der Stock setzt schräg vorn,

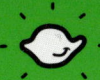

auf Fußhöhe auf. Nun zieht der leicht gebeugte Arm mit dem Stock nach hinten und schiebt den Körper nach vorn. Wenn der Arm den Körper passiert hat, drückt sich der Arm vom Stock ab. Dabei wird der Arm ganz durchgestreckt. Mit dem Abdruck lockert sich die Hand wieder und der Arm kann wieder entspannt nach vorn schwingen.

◆ Wichtig: Da Sie 90 Prozent Ihrer Muskulatur einsetzen, übersäuert der Körper nicht so schnell, und Sie können fünf Pulsschläge über Ihren Grenzpuls gehen.

Joggen für ein leichtes Leben

Manche sagen »Joggen«, andere »Laufen«. Egal. Ist alles nur eine Frage des Tempos. Joggen ist gemächliches Laufen. Aber darüber müssen Sie sich keine Gedanken machen. Wie schnell Sie laufen, entscheiden Ihr Puls und Ihr Gefühl. Laufend formen Sie am effektivsten Beine und Po und durchfluten den Körper mit dem Lebenselixier Sauerstoff. Sie können sich richtig auspowern – oder meditieren, indem Sie sich entspannt bewegen. Probieren Sie es einfach aus. Macht es Spaß? Dann ist Joggen das Richtige für Sie. Ist es zu anstrengend? Dann nehmen Sie Tempo raus oder legen Sie eine Walkingpause ein. Vielleicht haben Sie auch noch ein paar Kilo zu viel auf den Rippen. Auch dann sollten Sie walken. Wenn Sie laufen, müssen Ihre Muskeln, Sehnen, Bänder und Gelenke das Dreifache Ihres Körpergewichts auffangen.

◆ Ideal für: leicht Übergewichtige, Fortgeschrittene, Wettkampffreudige mit Stadtlauf- oder Marathonambitionen.

Und so geht's

Eigentlich können Sie ja laufen, seit Sie nicht mehr auf allen vieren durchs Kinderzimmer krabbeln. Trotzdem hier einige Tipps, damit Ihnen nicht schon nach den ersten Metern die Puste ausgeht:

◆ Bedenken Sie, dass Sie bei jedem Schritt kurz mit beiden Beinen vom Boden abheben. Diese Phase sollten Sie als Anfänger möglichst kurz halten. Wie? Indem Sie kleine Schritte machen. So bleibt das Knie leicht angewinkelt und prallt nicht gestreckt mit der Ferse voraus auf dem Boden auf. Sie laufen weich und federnd.

◆ Wenn die Schritte klein bleiben, landen Sie automatisch zuerst auf dem Vor- und Mittelfuß. Das ist gut so. Alle Gelenke (Sprung-, Knie- und Hüftgelenk) und die daran befestigten Muskeln helfen jetzt mit, den Stoß bei der Landung abzudämpfen.

◆ Halten Sie sich aufrecht, die Arme schwingen gegengleich mit. Das erleichtert die Beinarbeit. Die Ellenbogen bleiben in einem 90-Grad-Winkel. Der Schwung kommt nur aus den Schultern.

Entschlacken mit dem Trampolin

Das mit dem schlechten Wetter und dem Park, der am anderen Ende der Stadt liegt, sind zwei Dinge, die für das Minitrampolin sprechen. Das Minitrampolin ist der praktischste und fröh-

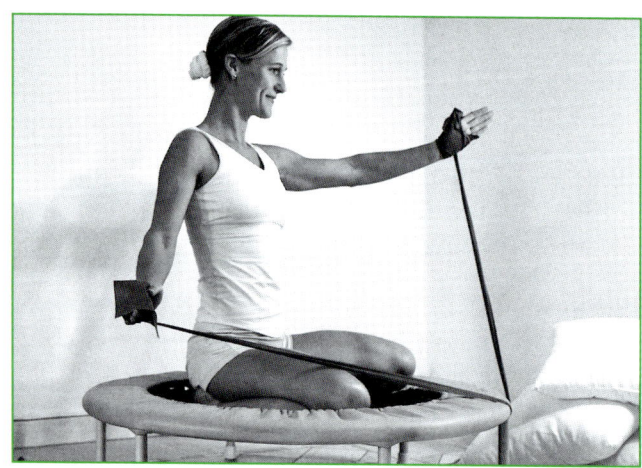

lichste Hometrainer der Welt. Man kann es im Wohn- oder Schlafzimmer aufstellen – und darauf walken, joggen, twisten, swingen, hüpfen … Und wenn man die Stellfüße abschraubt oder einklappt, verschwindet es unterm Bett oder hinter dem Schrank. Aber das ist nur ein Nebenaspekt auf der langen Vorteilsliste, die man mit einem Minitrampolin erwirbt. Hüpfen auf der Matte ist die effektivste Form des Ausdauertrainings – und gleichzeitig ein Krafttraining von Kopf bis Fuß. Weil der Körper mit jedem Sprung jeden einzelnen Muskel kontrahiert.

Auf dem Trampolin trainieren Sie so unter anderem Ihre Rückenmuskulatur und beugen Kreuz- und Bandscheibenbeschwerden vor. Das automatische Muskeltraining heizt die Fettverbrennung an – noch effektiver als Laufen. Zusätzlich regen Sie den Lymphfluss an, das körpereigene Entgiftungssystem. Hüpfen macht fröhlich und kreativ.

Und die Gelenke? Sie walken oder joggen gelenkschonend auf dem Trampolin. Und nutzen das Sprungtuch als weichen Boden, der nachgibt. Ein Vorteil, der das Minitrampolin für übergewichtige Sport-Einsteiger besonders attraktiv macht.

◆ **Ideal für:** leicht und schwer Übergewichtige, Menschen mit Gelenkproblemen, Großstadtbewohner und Menschen, die selten allein rauskommen – zum Beispiel Mütter mit kleinen Kindern.

Wichtig: Kaufen Sie sich ein gutes Model mit optimaler Elastizität, zugeschnitten auf das Gewicht. Billigmatten schaden dem Rücken, und auch die gute Laune landet mit dem Teil im Keller.

Und so geht's

◆ Ziehen Sie die Schuhe und am besten auch die Strümpfe aus, bevor Sie auf die Matte steigen. So haben Sie einen guten Halt. Sobald Sie auf dem Trampolin stehen, achten Sie auf eine gute Haltung. Kopf gerade, Schultern nach hinten-unten gezogen und den Bauch angespannt. Dann beginnen Sie mit leichtem Wippen und Walken. Gehen Sie es langsam an. Manchem reicht erst mal eine Minute. Dann hängt man täglich eine weitere an. Und achten Sie immer auf Ihren Grenzpuls. Sobald Sie sich fit fühlen, dürfen Sie laufen und hüpfen.

◆ **Wippen:** Wippend gewöhnen Sie sich an das Sprungtuch und machen sich warm fürs Training. Springen Sie nur so hoch, dass die Füße immer im Kontakt mit der Sprungmatte bleiben. Ihre Beine sind dabei immer leicht gebeugt.

◆ **Walken:** Stellen Sie sich auf das Trampolin und beginnen Sie, im Stand zu gehen. Ihre Arme schwingen gegenläufig mit. Das heißt, der linke Arm schwingt nach vorn, wenn Sie das rechte Bein hochziehen, und umgekehrt. Achten Sie darauf, dass Sie dynamisch gehen. Ziehen Sie die Knie hoch und schwingen Sie die Arme durch.

◆ **Hüpfen:** Stellen Sie sich hüftbreit auf das Trampolin. Beginnen Sie zu springen. Lassen Sie sich nach oben katapultieren, Ihre Füße heben leicht von der Sprungmatte ab. Die Arme lassen Sie locker baumeln. Es kommt nicht so sehr auf die Höhe an, sondern auf die Häufigkeit der Sprünge.

◆ **Laufen:** Laufen Sie wie ein Jogger auf dem Trampolin. Achten Sie darauf, dass Sie immer mit der ganzen Sohle auf der Matte aufkommen und dabei Ihr Bein durchstrecken. Und vergessen Sie die Arme nicht.

◆ **Idealer Partner:** Flexbänder kann man ganz einfach mit dem Training auf dem Trampolin kombinieren. Eine Anleitung finden Sie in meinem Buch: »Mini-Trampolin. Schlank & fit im Flug.«

Tipp: Sie wollen nicht schleppen? Auf Seite 222 finden Sie eine Bezugsquelle für den Versand nach Hause.

Pfunden davonradeln

Lange Zeit galt das Standfahrrad oder Ergometer als ideales Trainingsgerät für zu Hause. Das ist mittlerweile überholt.

Radfahren ist lange nicht so effektiv wie Laufen oder Trampolinspringen. Das liegt am Oberkörper. Der bleibt unbewegt und hilft nicht mit beim Fettverbrennen. Einen großen Vorteil hat das Ergometer dann aber doch: Es schont die Gelenke noch besser als das Trampolin. Ist also ideal für stark Übergewichtige mit Gelenkproblemen, die ihren Stoffwechsel in Gang bringen wollen. Und auch hier fließen Pfunde weg – es dauert halt ein bisschen länger.

◆ **Ideal für:** Menschen mit Knie-, Rücken- und Hüftproblemen und Arthrose, schwer Übergewichtige, Fortgeschrittene, die eine Alternative suchen.

Und so geht's

◆ Bevor Sie loslegen, stellen Sie das Rad richtig ein. Dazu setzen Sie sich auf den Sattel und positionieren die Pedale. Und zwar so, dass eines am höchsten und das andere am niedrigsten Punkt der Umdrehung steht. Nun sollte bei gestrecktem Bein und gerader Hüfte die Ferse noch Kontakt zum niedrigen Pedal haben.

Den Lenker stellen Sie so ein, dass Sie nicht mit krummem Rücken treten – er darf also ruhig höher als der Sattel sein. Schließlich müssen Sie im Wohnzimmer keine aerodynamische Haltung einnehmen – es bläst kein Wind.

◆ Stecken Sie die Füße in die Pedalschlaufen. So können Sie nicht nur von oben nach unten treten, sondern auch von unten nach oben ziehen. Dabei halten Sie die Hüfte möglichst gerade.

◆ Wichtig: Da Sie hier nur 40 Prozent Ihrer Muskulatur einsetzen, produzieren Ihre Beine schneller Milchsäure als zum Beispiel beim Nordic-Walking. Bedeutet: Trainieren Sie zehn Schläge unter Ihrem Grenzpuls.

◆ Die Frischluftvariante: Lassen Sie das Auto in der Garage stehen und radeln Sie. Zum Bäcker, zur Tankstelle, zum Job. Nein, nicht auf dem Ergometer.

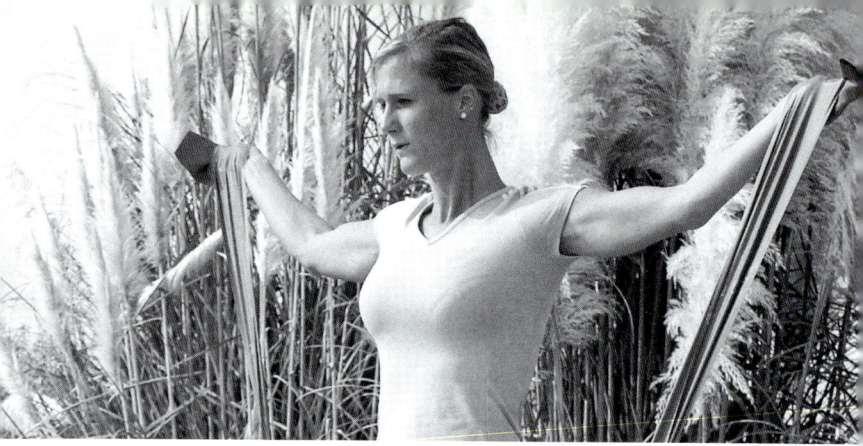

Survival-Guide –
36 Tipps ...

Mit Survival-Tipps für den Start, die Seele, den Sport, den Alltag ... So kommen Sie leicht und locker durch den fröhlichen Carb-100-Diätalltag.

... für den Start

Hormone und Mond 1

Frauen starten leichter in ein leichtes Leben, wenn sie ihre Hormone mit einbeziehen: nach der Periode. Denn in der zweiten Zyklushälfte plagt häufiger der Heißhunger, die schlechte Laune – und es lagert sich mehr Wasser ein.

Und Mondgläubige nehmen dann ab, wenn es auch der Mond tut.

Ein guter Freund 2

Gemeinsam klappt das Abnehmen besser. Das zeigt sogar eine Studie des New Yorker Obesity Research Center. Es motiviert, macht Spaß, und auch die eine oder andere Niederlage verkraftet man im Team besser. Sei es mit dem Partner, der besten Freundin, der Mutter – oder auch nur dem Chat-Partner im Internet. Auf www.die-glyx-diaet.de finden Sie Gleichgesinnte.

Setzen Sie sich Ziele   3

Ziele tragen einen zum Erfolg. Natürlich sollten sie realistisch sein. In vier Wochen fünf Kilo. Dann freuen Sie sich auch darüber, wenn es mehr sind. Bis zum Herbst die zehn Kilometer schaffen. Oder: Die Runde statt in 30 Minuten in 25 Minuten laufen. Auch das motiviert. Solange Sie geduldig und langsam an die Herausforderung herangehen. Zu viel Ehrgeiz ist gefährlich.

Kontrolle ist besser   4

Sprechen Sie mit Ihrem Arzt. Vor allem, wenn Sie gesundheitliche Probleme haben, regelmäßig Medikamente nehmen. Gut ist, wenn er Sie während der Diät kontrollierend begleitet. Und Ihnen individuell Präparate für Ihren Vitalstoffbedarf verordnet (Seite 107).

Fettwaage bemühen   5

Brauchen Sie. Unbedingt. Die Fettwaage misst mittels Bio-Impedanz-Analyse neben Ihrem Gewicht auch den Fett- und Wasseranteil im Körper. Falls Sie mal mehr statt weniger wiegen, zeigt sie auch: keine Sorge, nur mehr Muskeln. Die sind schwerer als Fett. Bei Männern liegt der ideale Fettanteil zwischen 12 und 22 Prozent, bei Frauen zwischen 19 und 29 Prozent (wird mit dem Alter mehr). Manche Fettwaage kontrolliert auch, ob Sie genug trinken. Wichtig, denn nur dann funktioniert der Stoffwechsel reibungslos. Eine gute Waage kontrolliert den Fettanteil an Hand und Fuß, es gibt's sie schon ab 80 Euro im Handel (Bezugsquelle Seite 222).

Wie oft kontrollieren? Manche Menschen tun das gerne jeden Tag. Dürfen Sie, wenn Sie wollen – tragen Sie Ihr Gewicht in das Tagebuch ein, Vorlage Seite 135. Ich finde: Einmal in der Woche langt.

Kopf mitnehmen 6

Haben Sie auch schon von dem Trick gehört, sich ein abschreckendes »dickes« Bild von sich an den Kühlschrank zu hängen? Bitte vergessen. Dieses Bild gräbt sich in Ihr Gedächtnis ein und setzt Sie nur unter Druck. Das ist Stress – und Stresshormone machen dick. Graben Sie lieber Ihr vorteilhaftestes Bild aus dem Fotoalbum und programmieren Ihr Gehirn auf schlank. Denn nur mit positiven Gefühlen locken Sie die Hormone, die für die schlanke Linie eine Rolle spielen: Testosteron, Dopamin und Serotonin.

... für den Sport

Nüchtern-Training 7

Ohne Bewegung nehmen Sie nicht ab. Schon gar nicht langfristig. Die gute Nachricht: Sie werden bald sehen, wie fröhlich, leicht und wohl Sie sich fühlen, wenn Sie Bewegung in den trägen Alltag integrieren. Starten Sie, wenn es in Ihren Tag passt, am besten morgens nüchtern mit Ihrem ersten Training: 20 bis 30 Minuten. Mit Ihrem individuellen Fettverbrennungspuls (Seite 113). Warum nüchtern? Dann wird das Fett verbrannt, welches das Wachstumshormon nachts aus den Fettzellen befreit und in den Blutkreislauf geschickt hat. Und legen Sie, wenn Sie können, abends eine weitere Runde ein – bevor Sie sich vor den Fernseher setzen.

Schwitzen statt naschen 8

Was trinkt eine faule Ratte nach einer Runde auf dem Laufrad? Lieber normales Wasser als mit Zucker gesüßtes, so eine Studie aus Japan. Bringen Sie mit Laufen, Nordic-Walking oder Trampolinspringen mehr Bewegung, gute Laune und Gesundheit in Ihr Leben – und vertreiben Sie so die Süß-Lust.

Muskeln fordern 9

Sie meinen es richtig ernst mit dem Abnehmen, der Gesundheit und der guten Figur? Dann gehen Sie zusätzlich zu Ihrem Ausdauertraining zweimal die Woche ins Fitness-Studio. Oder stellen Sie sich auf den Galileo (Seite 67). Oder kaufen Sie sich ein Latexband mit Anleitung und trainieren Sie zwischendurch ein paar Minuten lang die Problemzonen: Bauch, Hüfte, Po. Dann bildet Ihr Körper auch Power-Hormone, die Fett wegschmelzen. Rund um die Uhr.

Partner finden 10

Jemanden, der morgens um sieben bei Ihnen auf der Matte steht und »Auf geht's!« ruft. Das motiviert. Egal, ob Sie mit einem Freund, einem Bekannten oder dem Partner auf die Piste gehen – Hauptsache, er bewegt sich auf demselben Fitnesslevel wie Sie. Sonst über- oder unterfordert er Sie. Beides sollten Sie vermeiden.

Sparen Sie nicht am Material! 11

Ein Trampolin mit ausgeleierten Federn, ein Fahrrad mit schlechter Bremse und verrostetem Radlager – das verdirbt den Spaß am Sport. Und der Spaß ist wichtig. Er ist der beste Motivator, den es gibt.

... für die Seele

Langsam runterzählen 12

Der Stress hört nicht auf. Ständig kommt etwas dazwischen, und Ihnen bleibt kaum noch Zeit, richtig durchzuatmen. Das reinste Gift für jede Diät, denn Stress ist fürs Abnehmen genauso hilfreich wie täglich Sahnetorte zum Nachtisch. Versuchen Sie den Zähltrick. Schließen Sie die Augen und zählen Sie ganz langsam von 10 runter auf 0. Atmen Sie dabei ruhig und tief und lange aus – und versuchen Sie, an nichts zu denken. Falls das nicht klappt, machen Sie die gleiche Übung und zählen diesmal von 20 runter. Ihr Herzschlag beruhigt sich, die Atmung normalisiert sich. Der Stress verfliegt.

Nichts geht mehr 13

Erst purzelten die Kilos, doch plötzlich werden sie anhänglich. Diese Plateauphase ist normal, denn der Körper stellt sich auf eine neue Energiebilanz ein. Geben Sie ihm jetzt einfach Zeit. Grundlegend falsch wäre es, jetzt noch weniger zu essen. Der Stoffwechsel gerät dann völlig aus dem Häuschen. Sie nagen diät-haltend Muskeln an – die Autobahn in den Jo-Jo-Effekt. Machen Sie einfach weiter wie bisher. Haben Sie Geduld. Und meiden Sie die Waage. Tipp: Das Plateau stellt sich häufig ein, weil die Entgiftungsorgane mit dem Entgiften nicht mehr nachkommen. Ein Schutzmechanismus des Körpers. Sprechen Sie doch mal mit Ihrem Apotheker über Kräuter, die Leber, Niere, Darm beim Entgiften unterstützen.

Umdenken 14

Reden Sie sich nicht ein, nur schlank wären Sie schön. Das schafft nur Druck, Stress und schlechte Laune. Und die stoppen die Lipolyse, den Fettabbau. Denken Sie um. Schreiben Sie eine Liste mit all den Dingen, die Sie (oder auch andere) an sich (Ihnen) mögen. Hören Sie nicht bei fünf auf – wetten, es gibt mehr?!

Noch während Sie das tun, steigen Ihre Abnehmchancen um 30 Prozent im Vergleich zu den unglücklichen »Ich-bin-häßlich-weil-ich-dick-bin«-Menschen. Das wiesen Forscher der Stanford University nach.

Magische Rituale   **15**

Man klebt dran. Denkt nicht darüber nach, sondern tut einfach. Gewohnheiten machen das Leben leichter, doch manchmal auch »schwerer«. Kann man ganz einfach loswerden. Mit Ritualen. Das Ritual schlägt die Gewohnheit mit seinen eigenen Waffen. Wie die Gewohnheit, hat auch das Ritual einen festen Platz im Alltag – wird aber bewusst, mit allen Sinnen zelebriert. Sie wollen etwas ändern? Dann machen Sie ein Ritual daraus. Hängen Sie das Ritual an eine Gewohnheit an. Und irgendwann ist das Ritual als Gewohnheit etabliert. So einfach ist das. Sie sind zum Beispiel gewohnt beim Fernsehen zu knabbern? Tauschen Sie die Erdnüsse gegen Gemüsestreifen – die Sie mit allen Sinnen genießen. Der erste Gang am Morgen gilt frischen Semmeln? Das neue Ritual führt Sie erst nach der Runde Nüchternlauf zum Bäcker – für ein Roggenschrotbrötchen.

... für den Carb-100-Diätalltag

Trinkregeln   **16**

Auf dem Nachttisch steht ein Glas Wasser – vor dem Aufstehen getrunken, sorgt es für eine geregelte Verdauung. Trinken Sie täglich zwei, besser drei Liter Wasser. Pressen Sie in jedes Glas eine halbe Zitrone. Auch okay: zwei bis drei Tassen Kaffee oder schwarzen Tee (ohne Zucker), Früchte- und Kräutertees ohne Limit. Ein Muss: das Glas Gemüsesaft. Obst dürfen Sie auch flüssig genießen. Wenig-Carb-Beispiele finden Sie auf Seite 105. Ein Gläschen trockener Wein ist erlaubt.

Die Notfallration   **17**

Für unterwegs schnüren Sie sich ein Survival-Pack. Griffbereit in der Handtasche, am Arbeitsplatz, zu Hause oder im Auto. Drin sind eine Flasche Wasser (mit Zitronensaft) und etwas

Trockenobst (idealerweise aus dem eigenen Dörrapparat), ein Stückchen Bitterschokolade mit mindestens 70 Prozent Kakaoanteil. Das vertreibt den Appetit, ohne den Blutzuckerspiegel auf die Achterbahn zu schicken.

Dreimal ist genug   18

Gewöhnen Sie sich an, nicht häufiger als dreimal am Tag zu essen. So lassen Sie Ihren fettabbauenden Enzymen genug insulinfreie Zeit, ihr Werk zu vollbringen. Falls Sie aber zwischendrin Hunger kriegen, sollten Sie einen kleinen glyx-niedrig-Snack parat haben – unter 10 Carbs. Anregungen finden Sie auf Seite 192 f.

Tägliches Muss   19

Essen Sie vor der Hauptmahlzeit des Tages eine große Schüssel Salat (Rezept Seite 171).
◆ Werfen Sie noch einmal einen Blick auf Seite 72. Dort steht, was der Körper braucht. Das sollten Sie ihm auch geben.

INFO

CARB-FAKTEN

◆ Ich hab die Carbs ein bisschen gerundet – so dass es für Sie einfach zu zählen ist. Carb-frei gilt für die meisten Gemüse und Eiweißlieferanten von Fisch bis Joghurt. Sie liefern wenig Kohlenhydrate mit ganz niedrigem GLYX, so dass man sie nicht zählen muss.

◆ Für Fertigprodukte – die Sie in diesem Buch nicht finden, aber im Supermarkt – gilt folgende Rechnung: Trifft in einem Lebensmittel Fett auf Stärke oder Zucker, schlägt sich das doppelt auf der Hüfte nieder. Die »Kohlenhydrate«, die auf Fertigprodukten angegeben sind, multiplizieren Sie also in Gedanken ruhig mit zwei, wenn auch noch Fett im Produkt drin ist.

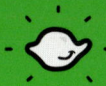

◆ Wählen Sie aus dem Baukastensystem für Frühstück, Mittag-
und Abendessen, was Ihnen schmeckt. Die einzige Voraussetzung:
Sie müssen abwechseln. Essen Sie nicht jeden Tag das Gleiche.

◆ Würzen Sie Ihr Essen täglich mit der Gesundheit von ca.
30 g Nüssen, 1 EL Leinsamen und 1 EL Weizenkeimen.

◆ Die Mengenangaben zu Gemüse und Salat dürfen Sie belie-
big aufstocken, denn es gibt nur GLYX-niedrig-Carbs in unseren Rezepten.

◆ Auch die Eiweißportionen dürfen Sie erhöhen – Ihrem Gewicht entspechend (Seite 148): mehr Eier, Fisch, mehr Geflügel, mehr Milch- oder Sojaprodukte. Reichlich Auswahl an Eiweißlieferanten finden Sie auf Seite 98.

Frühstückstipp   **20**

Frühstücksmuffel können den Tag auch nur mit einer Portion Obst und einem Milchprodukt beginnen (ideal!) – oder
mit einem frisch gepressten Saft, im Verhältnis 1:2 gemixt mit
Buttermilch, Sojamilch oder Kefir. Oder mit dem Zellschutz-
Cocktail (Seite 139).

Dicke Notwendigkeit: Fettsäuren   **21**

Täglich sollten Sie mindestens 3–5 EL Olivenöl oder Rapsöl,
1 EL Walnussöl und einen TL Leinöl aufnehmen. Mehr schadet nicht! Andere Öle brauchen Sie nicht – außer aus Genie-
ßergründen.

Eiweiß bitte genug   **22**

Auf Ihr täglich Eiweiß sollten Sie wirklich achten, sonst bauen
Sie wertvolle Muskelmasse ab. Wenn Sie keine Zeit zum Kochen haben, löffeln Sie einen Quark, Joghurt oder Hüttenkäse mit Wenig-Carbs-Obst (Seite 91) oder Gemüse. Oder Sie
besorgen sich ein gutes Eiweißkonzentrat. Manche Menschen
mögen das, andere nicht. Das möchte ich Ihnen überlassen.

DAS BAUKASTENSYSTEM

In Ihrem Carb-100-Monat lernen Sie, aus der Kohlenhyd-ratfalle rauszukommen. Und entwickeln ein Gefühl dafür, wie gut es Ihnen tut, wenn Sie Stärke und Zucker in Ihrer Ernährung minimieren.

◆ Halten Sie sich an die Carb-100-Formel.
Bei den Rezepten finden Sie die Carbs, und diese dürfen Sie mit Beilagen aus der Carb-Parade (ab Seite 86) selbständig ergänzen zu einem Low-Carb-Essen.
Wird mal ein High-Carb-Menü draus, ist das keine Katastrophe. Das machen Sie wett, indem die nächste Mahlzeit »No Carb« wird.

Nochmal zur Erinnerung:
No Carb heißt: Carbs unter 10.
Low Carb heißt: Carbs unter 30 (streng) bis 50 (lockerer).
High Carb heißt: Carbs über 30 bis 50.

◆ Auch Ihr Protein (Eiweiß) ergänzen Sie selbständig. Mit der Liste von Seite 148.
◆ Gemüse liefern kaum Kohlenhydrate (Ausnahmen Seite 90) – darum können Sie davon so viel essen, wie Sie wollen.
◆ Low-Carb-Obst sollte ebenfalls täglich auf dem Speiseplan stehen. Zwei Portionen pro Tag versorgen Sie mit vielen Vitaminen. Vertreter finden Sie auf Seite 91 und im Guide ab Seite 198.
◆ Vergessen Sie nicht Ihren Salat vor dem Hauptessen, Rezept auf Seite 170.

Grapefruit gegen Heißhunger 23

Ein Glas frisch ausgepresster Grapefruitsaft vor dem Essen reguliert den Blutzuckerspiegel, zeigen neue Studien. Ihr Körper schüttet nicht so viel Insulin aus, das hält schlank. Vorsicht: Bei manchen Menschen blockieren Inhaltsstoffe der Grapefruit Enzymsysteme, die bestimmte Medikamente abbauen. Wenn Sie chronisch krank sind, sollten Sie mit Ihrem Arzt sprechen.

Der Sündenfall 24

Sind Sie einer Pizza erlegen, hatten Sie mal so richtig Lust auf Pasta? Ist wirklich keine Katastrophe. (Kommt ja nicht oft vor!) Gleichen Sie das mit der nächsten Mahlzeit aus – indem Sie ganz einfach die insulinfreie Zeit verlängern. Verzichten Sie dann auf Kohlenhydratbeilagen und essen Sie Gemüse mit Geflügel, Fisch, Fleisch oder Eiern. Sie finden viele No-Carb-Rezepte (unter 10 Carbs) im Baukastensystem.

Das Leckerli 25

Im »Carb Guide« auf Seite 212 f. finden Sie kleine süße Sünden – auf die man manchmal einfach nicht verzichten kann und will. Probieren Sie doch aus, ob Sie ein Stück Bitterschokolade oder Trockenobst nicht genauso zufriedenstellt wie ein Schokoriegel. Versuchen Sie, mit dem Leckerli einfach unter 10 Carbs zu bleiben. Wichtig: Das Leckerli darf niemals eine Mahlzeit ersetzen. Vergessen Sie nicht: Sie brauchen alle wichtigen Nährstoffe, damit der Energiestoffwechsel funktioniert.

So gut wie Dinner-Canceling 26

Wenn Sie abends die Kohlenhydrate weglassen, dann verbrennt Ihr Körper nachts mehr Fett. Es wird mehr Wachstumshormon ausgeschüttet, das Muskeln aufbaut und Fett verbrennt. Sie können die »Fastenzeit« des Körpers auch ausdehnen, wenn Sie morgens die Kohlenhydrate minimieren – ideal: Milch- oder

Sojaprodukt mit Low-Carb-Obst. Probieren Sie einfach mal aus, was Ihnen guttut.

Unverträglichkeiten? 27

Wenn Sie ein Lebensmittel aus den Rezepten nicht vertragen, dann lassen Sie es weg, ersetzen es durch ein gleichwertiges – oder picken sich aus dem Baukastensystem einfach ein anderes Rezept heraus.

Tellerregel 28

Essen Sie erst Ihr Gemüse und Ihr Eiweiß. Heben Sie sich die Beilage, also die Kohlenhydrate, bis zum Schluss auf. Gucken Sie, ob Sie noch Hunger darauf haben und wie viel Sie davon brauchen.

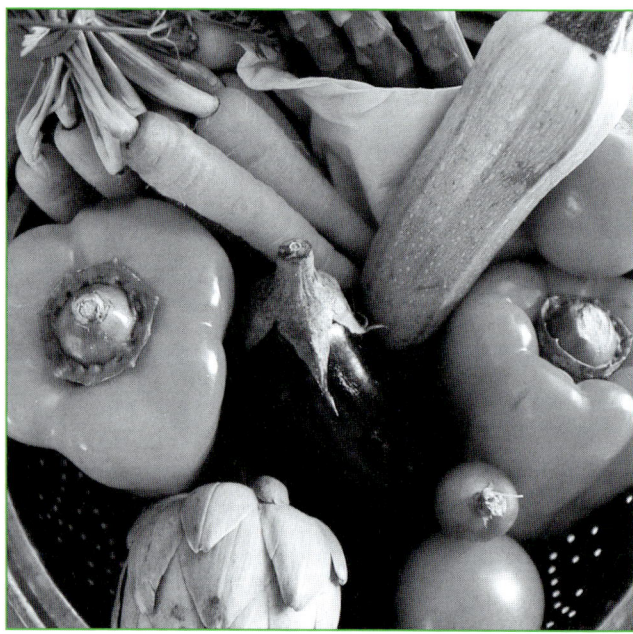

Nutzen Sie Fertigprodukte – die richtigen   29

Meiden Sie Fertigprodukte mit viel Zucker, Stärke, gehärteten Fetten und vielen E-Nummern. Sie können natürlich die Convenience-Produkte aus der Tiefkühltruhe nützen. Fisch, Gemüse, Fleisch, Obst gibt es küchenfertig zubereitet – auch ohne Sauce. Wechseln Sie einfach ab mit frischen Produkten, denn diese bieten einfach noch ein bisschen mehr Gesundheit. Ein Fisch in der Pfanne kostet Sie fünf Minuten, ein Stück kurz gebratenes Fleisch nicht viel mehr.

Auf Körpersignale hören   30

Essen Sie langsam. Dann signalisieren Ihnen die Hormone rechtzeitig: »Satt!« Warten Sie, bis der Bauch sanft knurrend anmerkt, dass er etwas braucht. Und dann spüren Sie nach, worauf Ihr Körper Appetit hat – Ihr Körper, nicht der Kopf. Denn er sagt bestimmt nicht: »Schweinebraten mit Knödel!« Danach haben Sie sich noch nie richtig wohlgefühlt. Es könnte aber sein, dass Ihr Körper sagt: »Erdbeeren mit Quark« oder »Eine große Schüssel frischen Salat mit einem Stück Putenschnitzel«. Denn er hat die Erfahrung gemacht: Danach geht's mir gut!

Heinzelmännchen   31

Sie haben keine Zeit zum Einkaufen? Sie suchen sich einen Tante-Emma-Laden, der Ihnen auf Anruf Ihre Tüten packt – die Sie nur abholen müssen. Oder Sie bestellen sich eine Biokiste. Einfach in die Suchmaschine im Internet eingeben. Ich krieg jeden Mittwoch ein Fax mit den Angeboten der Saison, kreuz nur an – und die Kiste kommt ins Haus. Nein, ist nicht viel teurer …

Restaurant-Anleitung   32

Sie wollen auswärts essen? Kein Problem. Bestellen Sie einfach Salat mit einem mageren Stück Fleisch oder Fisch (der darf ruhig auch fett sein). Auch erlaubt: gedünstetes Gemüse mit Geflügel/Fleisch/Fisch, Tomaten mit Mozzarella (ohne Brot), italienischer Vorspeisenteller mit Gemüsen und Fisch, Austernpilze auf Blattsalaten. Von all dem dürfen Sie ruhig einen großen Teller essen. Und wer will: ein kleines Stückchen Brot.

Wasser gegen den Nachthunger   33

Mit schlafwandlerischer Sicherheit finden Sie nachts den Kühlschrank. Am nächsten Morgen erinnert nur noch gähnende Leere an Ihren Nachthunger. Studien zeigen: Oft hilft einfach ein Glas Wasser. Stellen Sie es gleich neben das Bett. Dann machen Sie sich gar nicht erst auf den Weg in Gefahrenzonen.

Führen Sie Ihr Carb-100-Tagebuch   34

Nichts motiviert mehr, durchzuhalten, als seine Erfolge zu dokumentieren. Einfach Seite 135 kopieren – und täglich ausfüllen.

Nach fest kommt locker …   35

Nach zwei oder drei oder vier Wochen – je nachdem, wie nah Sie an Ihrem Ziel sind, wie wohl Sie sich fühlen – beginnen Sie die Kohlenhydratbeilagen selbständig zu erhöhen. Wählen Sie aber GLYX niedrig, also so naturbelassen wie möglich. Dann beobachten Sie Ihren Körper, wie er darauf reagiert.

Und nach der Diät?   36

Es gibt kein Danach. Solange Sie Zucker wie ein Gewürz verwenden, Weißmehl und Fertigproduktfette möglichst meiden, tierische Fette nur in kleinen Portionen genießen und sich regelmäßig bewegen, halten Sie Ihr Wunschgewicht mit Leichtigkeit. Verzichten muss keiner: Überlegen Sie sich, welche »Dickmacher« Sie in Ihrem Leben nicht missen möchten, weil die Sie glücklich und zufrieden machen. Die Praline für gute Laune, die Pizza am Samstagabend, der Krimi um 22 Uhr. Und alle diese Dinge bauen Sie ab und zu in Ihr neues Leben mit ein.

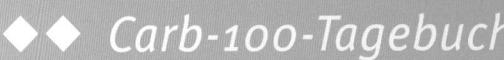
◆◆ *Carb-100-Tagebuch*

Einfach kopieren und täglich ausfüllen!

Woche	SA	SO	MO	DI	MI	DO	FR
ZELLSCHUTZ *Stand das heute auf Ihrem Tagesplan? Geben Sie sich einen roten Bonuspunkt für alles Erreichte, tragen Sie Carbs und Eiweiß ein:*							
3 Liter Wasser getrunken							
Carbs früh							
mittags							
abends							
Carbs-Summe für den Tag							
Eiweiß früh							
mittags							
abends							
Eiweiß-Summe für den Tag							
Auf gesunde Fette geachtet							
Viel Gemüse gegessen, auch Obst							

FITNESS   *Wie steht es heute um Ihre Vitalität? Bitte ausfüllen ...*

	SA	SO	MO	DI	MI	DO	FR
Ruhepuls							
Belastungspuls							
Trainingsdauer							
Gewicht oder Körperfettanteil							
Skala: 1= gut Laune							
2= mittel 3= schlecht Vitalität							

Wie viel Carbs haben Sie in der ganzen Woche genossen?

Wie viel Gewicht haben Sie in dieser Woche verloren?

Sonstiges?

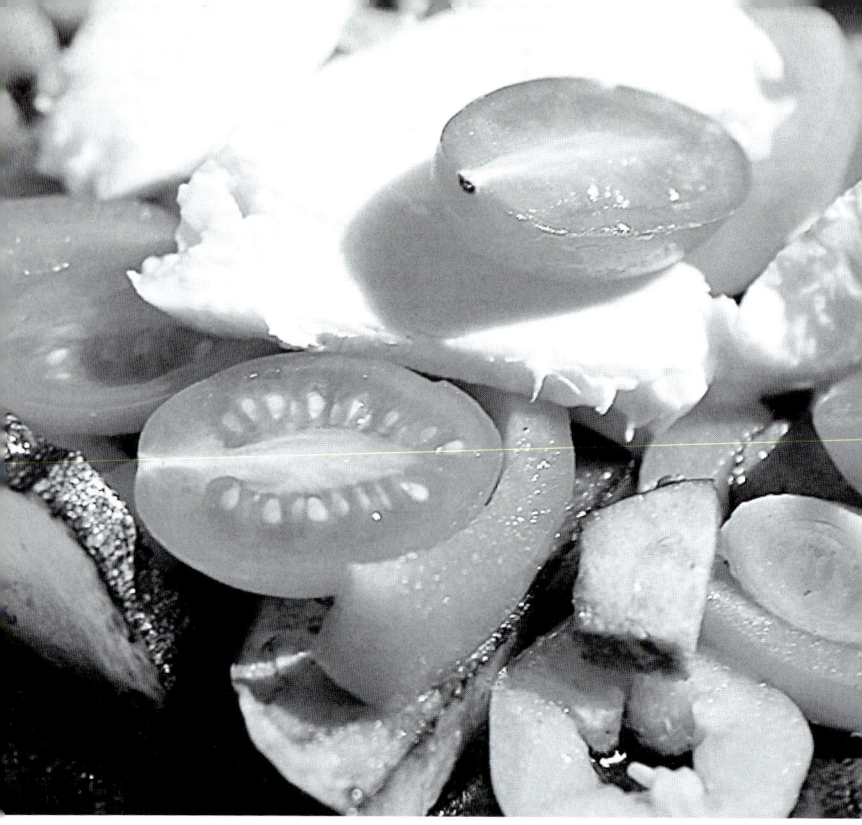

Carb-100-Rezepte im Baukastensystem

Frühstücks-Ideen

◆ Picken Sie sich eines der Frühstücksrezepte heraus.

◆ Kombinieren Sie, wenn Sie Lust haben, eine Carb-Beilage dazu (siehe Kasten Seite 138). Der ideale Start in den Tag: nicht mehr als 20 bis 30 Carbs. Dann können Sie mittags oder abends ruhig auch mal auf 40 bis 50 Carbs aufstocken.

◆ Vergessen Sie Ihre Eiweiß-Formel (Seite 94) nicht: Im Kasten auf Seite 148 finden Sie schlanke Unterstützung.

Für Ihren Vorrat: Sojaschrotbrot

Pro Scheibe (40 g): 10 Carbs | 5 Eiweiß

Für zwei längliche Brote (à ca. 600 g):

*50 g Sonnenblumenkerne ◆ 600 g Weizenvollkornmehl ◆
100 g Voll-Sojamehl ◆ 150 g Sojaschrot ◆ 1 EL Meersalz ◆
1 Würfel frische Hefe (ca. 42 g) ◆ ½ l lauwarmer Soja-Drink
(Reformhaus) ◆ Weizenvollkornmehl zum Ausrollen ◆
Backpapier für das Blech ◆ etwas Rapsöl zum Bestreichen*

**Zubereitung: 30 Minuten | Gehzeit: 45 Minuten |
Backzeit: 50 Minuten**

1 Die Sonnenblumenkerne in einer Pfanne ohne Fett goldbraun rösten. Vom Herd nehmen und abkühlen lassen.

2 In einer Schüssel das Weizen- und Sojamehl mit Sojaschrot, Sonnenblumenkernen und Salz vermischen. In die Mitte eine Vertiefung drücken. Die Hefe hineinbröckeln, den lauwarmen Sojadrink darübergießen. Die Hefe mit etwas Flüssigkeit und Mehl zu einem Brei verrühren. Zugedeckt an einem warmen Ort 15 Minuten gehen lassen.

3 Den Teig auf der bemehlten Arbeitsfläche gut durchkneten, in zwei gleich große Hälften teilen und längliche Laibe daraus formen. Ein Blech mit Backpapier bedecken, die Brote darauf legen und zugedeckt 30 Minuten gehen lassen.

4 Den Backofen auf 250° (Umluft 230°) vorheizen. Eine feuerfeste Schale mit kochend heißem Wasser hineinstellen, Brote mit Rapsöl bepinseln und im Ofen (Mitte) 20 Minuten backen. Dann den Ofen auf 200° (Umluft 180°) herunterschalten, die Brote in weiteren 30 Minuten fertig backen. Auf einem Kuchengitter auskühlen lassen.

TIPP: Ein Brot am besten noch am gleichen Tag anschneiden und genießen, den zweiten Laib halbieren, in Gefrierbeutel

LOW-CARB-BROT-LUST?

So bleiben Sie GLYX-niedrig bei 15 Carbs:
- ◆ 1 kleine Scheibe Roggenschrot- oder Vollkornbrot (40 g)
- ◆ 1 Scheibe Pumpernickel (40 g)
- ◆ $^1/_2$ Roggenschrotbrötchen (30 g)
- ◆ 2 Vollkornknäcke (26 g)
- ◆ 1 Vollkorntoastbrot (30 g)
- ◆ 3 Vollkornkekse ohne Zucker

Ausnahme (GLYX hoch!):
- ◆ $^1/_2$ Weizenbrötchen (20 g): 10 Carbs
- ◆ 1 Scheibe Baguette (30 g): 15 Carbs
- ◆ 1 Croissant (70 g): 30 Carbs

Mehr finden Sie auf Seite 86 und im Carb Guide.

verpacken und einfrieren. Sehr praktisch: Vor dem Einfrieren in Scheiben schneiden – portionsweise entnehmen, auftauen und toasten.

Für Ihren Vorrat: Low-Carb-Marmelade

2 Teelöffel (20 g): 10 Carbs

Für 2 Gläser à 200 ml Fassungsvermögen: 250 g Erdbeeren ◆ 250 g rote Johannisbeeren ◆ 150 g Fruchtzucker ◆ 1 schwach gehäufter TL (3–4 g) Agar-Agar (Reformhaus) ◆ 1 Zitrone

Zubereitung: 25 Minuten | Marinierzeit: 12 Stunden

1 Die Erdbeeren waschen, abtropfen lassen und zerkleinern. Johannisbeeren abbrausen, abtropfen und verlesen. Die Beeren mit dem Fruchtzucker vermischen, über Nacht abgedeckt durchziehen lassen.

2 Am nächsten Tag die Gläser mit heißem Wasser ausspülen. Den Agar-Agar im ausgepressten Saft der Zitrone auflösen. Die Fruchtmasse aufkochen, den Agar-Agar einrühren. Nochmals 2 Minuten unter ständigem Rühren kochen lassen. Die heiße Masse in die vorbereiteten Gläser füllen, sofort mit einem Schraubdeckel verschließen und 5 Minuten lang auf den Kopf stellen.

VARIANTE: Nehmen Sie statt Johannisbeeren zur Abwechslung frische oder tiefgekühlte Himbeeren.

Low-Carb-Zellschutz-Cocktail

Für alle, denen morgens ein Drink reicht, der schlank, gesund, fit und fröhlich macht:

10 Carbs | 15 Eiweiß

50 g frische oder tiefgekühlte Himbeeren oder Erdbeeren ◆ *$\frac{1}{2}$ rosa Grapefruit* ◆ *1 EL Zitronensaft* ◆ *100 ml Buttermilch oder kalter ungesüßter Sojadrink* ◆ *100 g Quarkcreme* ◆ *1 TL Leinöl* ◆ *1 TL Hefeflocken* ◆ *1 TL Sanddorn-Vollfrucht mit Honig* ◆ *1 Prise Zimt*

Zubereitung: 10 Minuten pro Portion

1 Die frischen Beeren verlesen. Tiefkühlbeeren abwiegen, in den Mixeraufsatz geben und schon mal antauen lassen. Die Grapefruit auspressen. Den Grapefruit- und den Zitronensaft über die Beeren gießen. Deckel drauf und alles sekundenschnell fein zerkleinern.

2 Sojadrink und Quarkcreme, Leinöl, Hefeflocken, Sanddornmark und Zimt dazugeben und kurz und kräftig durchmixen.

3 Die Hälfte des Drinks in ein großes Glas gießen und mit einem dicken Trinkhalm servieren. Den Rest in den Kühlschrank stellen.

Himbeeren auf Frischkäse

15 Carbs | 30 Eiweiß

200 g körniger Frischkäse ◆ 2 TL Zitronensaft ◆ $\frac{1}{2}$ TL flüssiger Honig ◆ etwas abgeriebene Schale 1 Bio-Zitrone ◆ 100 g Himbeeren (frisch oder aufgetaute TK-Himbeeren) ◆ 1 TL Pistazienkerne ◆ 1–2 Minzeblätter (nach Belieben)

Zubereitung: 10 Minuten

1 Den Frischkäse auf einen Teller häufen und in die Mitte eine Mulde drücken. Den Zitronensaft und Honig darüber träufeln, mit etwas Zitronenschale bestreuen.

2 Die Himbeeren nur wenn nötig kurz abbrausen und vorsichtig trocken tupfen, verlesen. In die Mulde geben. Die Pistazien hacken und obendrauf streuen. Nach Belieben mit 1 bis 2 Minzeblättern garnieren.

VARIANTE: Statt Himbeeren können Sie auch andere Low-Carb-Beeren nehmen: Erdbeeren, rote Johannisbeeren, Brombeeren.

TIPP

CARB-100 – FRÜHSTÜCKS-QUICKIES

Morgens zu müde zum Nachdenken? Diese Quickies gehen immer:

◆ 200 ml Buttermilch mit 100 g Erdbeeren im Mixer pürieren. C 15/E 10 *

◆ 125 g Himbeeren mit 0,2 l Sojadrink übergießen, mit 1 EL Sonnenblumenkernen bestreuen. C 10/E 10

◆ 1 Apfel klein schneiden, mit 100 g Beeren mischen. 1 Becher Naturjoghurt mit 1 TL Honig süßen, untermischen. C 30/E 5

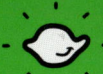

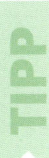

◆ 200 g Magerquark mit 2 EL Milch und 1 TL Honig glatt rühren, 125 g aufgetaute Tiefkühl-Beeren-Mischung unterheben. C 20/E 30

◆ Ein Milchprodukt, zum Beispiel 200 g Joghurt, Dickmilch, Frischkäse oder Quark plus 100 g Low-Carb-Obst: Beeren, Äpfel, Grapefruit. C 15/E 10

◆ 1 Vollkorntoast mit 1 TL geriebenem Meerrettich bestreichen, mit 60 g Räucherlachs belegen. C 15/E 15

◆ $^1/_2$ reife Avocado zerdrücken, 100 g körnigen Frischkäse, 50 g Shrimps und 2 TL Zitronensaft unterrühren. C 5/E 25

◆ 200 g Quarkcreme (oder Magerquark) mit 2 TL Zitronensaft verrühren, 1 gewürfelte Tomate unterheben. C 10/E 20

◆ $^1/_2$ Scheibe Roggenvollkornbrot, darauf 100 g körnigen Frischkäse, mit Radieschen- oder Kirschtomatenscheiben belegen. C 10/E 15

◆ 100 g Feta würfeln, mit 4 schwarzen Oliven und 1 Minigurke in Scheiben anrichten, dazu $^1/_2$ Scheibe Vollkornbrot. C 10/E 20

◆ $^1/_2$ Scheibe Vollkornbrot mit 1 TL Senf bestreichen, darauf 60 g geräucherter Puten- oder Hähnchenbrust-Aufschnitt. C 10/E 15

◆ 1 Birne in Scheiben schneiden, mit 30 g zerbröckeltem Edelpilzkäse und 100 g körnigem Frischkäse anrichten. C 15/E 20

◆ 2 Eier mit Salz und Pfeffer verquirlen, in 1 TL Öl als Rührei braten, dazu 1 Tomate in Scheiben. C 5/E 15

Mehr Süße? Carb-niedrig-Tipps siehe Seite 93. Für mehr herzhafte Würze: Salz, Pfeffer und (frische) Kräuter!

C = Carbs, E = Eiweiß

Soja-Kaltschale mit Brombeeren

10 Carbs | 10 Eiweiß

100 g Brombeeren (frisch oder tiefgekühlt) ◆ *200 ml ungesüßter Sojadrink* ◆ *1–2 TL Zitronensaft* ◆ *1 TL Ahornsirup* ◆ *etwas Zitronenmelisse (nach Belieben)*

Zubereitung: 10 Minuten

1 Die Brombeeren waschen, trockentupfen – gefrorene Beeren antauen lassen – und einige beiseite legen. Die übrigen Beeren mit der Hälfte des Sojadrinks sowie dem Zitronensaft und Ahornsirup im Mixer oder mit dem Pürierstab glatt pürieren. Den restlichen Sojadrink untermixen.

2 Die Fruchtmasse in einen tiefen Teller gießen, mit den übrigen Brombeeren und eventuell etwas Zitronenmelisse garnieren.

VARIANTE: Alternativ können Sie Erdbeeren oder Himbeeren für die Kaltschale nehmen.

Feta mit Tomate und Oliven

5 Carbs | 15 Eiweiß

3 kleine Strauchtomaten (ca. 150 g) ◆ *80 g Feta* ◆ *2–3 Petersilienzweige* ◆ *4 schwarze Oliven* ◆ *1 EL Zitronensaft* ◆ *2 TL kaltgepresstes Olivenöl* ◆ *schwarzer Pfeffer*

Zubereitung: 10 Minuten

1 Die Tomaten waschen und in Spalten schneiden. Den Feta in Würfel schneiden. Die Petersilie waschen, trockenschütteln und die Blätter abzupfen. Tomaten, Feta, Petersilie und Oliven auf einem Teller anrichten.

2 Den Zitronensaft und das Olivenöl darüber träufeln. Mit Pfeffer übermahlen.

VARIANTE: Wer kräftigen Feta morgens noch nicht mag, kann stattdessen Manouri, den frischen Schafskäse verwenden.

Radieschen-Käse

10 Carbs | 25 Eiweiß

50 g Frischkäse ◆ 150 g Magerquark ◆ 1–2 TL Zitronen-
saft ◆ Salz ◆ schwarzer Pfeffer ◆ 6–7 Radieschen (ca. 70 g) ◆
5 Schnittlauchhalme

Zubereitung: 10 Minuten

1 Den Frischkäse mit dem Quark, Zitronensaft, Salz und Pfeffer vermischen und auf einem Frühstücksteller anrichten.
2 Die Radieschen waschen, putzen und in dünne Scheiben schneiden. Auf der Käsecreme verteilen. Den Schnittlauch waschen, trockenschütteln und in feine Röllchen schneiden, obendrauf streuen.

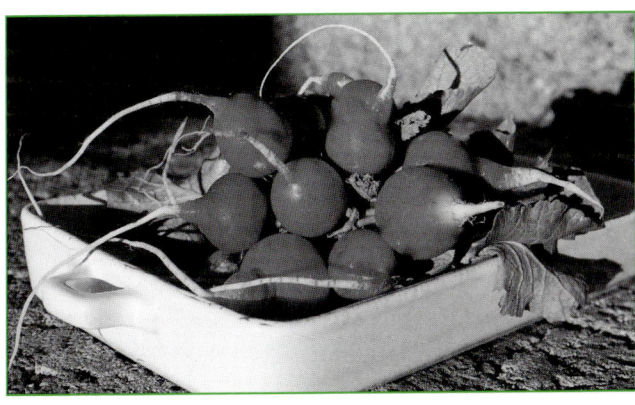

Buntes Omelett mit Käse

5 Carbs | 20 Eiweiß

1 kleine rote Spitzpaprika ◆ 1 Frühlingszwiebel ◆ 30 g Cheddar-Käse ◆ 1 großes Ei ◆ 1 Eiweiß ◆ 4 EL Milch ◆ Salz ◆ Pfeffer ◆ 2 TL Rapsöl ◆ 2 Blätter Basilikum

Zubereitung: 20 Minuten

1 Die Paprika waschen und putzen, eine Hälfte längs halbieren, die andere in kleine Würfel schneiden. Die Frühlingszwiebel waschen, putzen und in feine Ringe schneiden. Den Käse grob raspeln.

2 Das Ei mit dem Eiweiß, Milch, Salz und Pfeffer kräftig verquirlen.

3 Das Öl in einer kleinen, beschichteten Pfanne heiß werden lassen. Die Eiermasse hineingießen und bei mittlerer Hitze in 2 bis 3 Minuten stocken lassen.

4 Mit den Paprikawürfeln und Frühlingszwiebeln belegen, Käse darauf streuen. Deckel auflegen und noch 2 Minuten ziehen lassen, bis der Käse geschmolzen ist.

5 Omelett auf die Hälfte zusammenklappen. Mit Basilikum garnieren. Rote Paprikastreifen dazu servieren.

GEMÜSE-KÄSE-VARIANTEN: 1 Hand voll Blattspinat, 1 gewürfelte Tomate und 30 g geraspelten Mozzarella verwenden. Oder

KOCHEN MIT RAPSÖL

Kaltgepresstes Rapsöl darf man nicht erhitzen. Nehmen Sie zum Kochen und Braten raffiniertes Rapsöl. Oder verwenden Sie kaltgepresstes Oliven-, Erdnuss-, Sesamöl oder Sonnenblumen-«Bratöl».

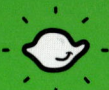

4 blättrig geschnittene Champignons, 50 g blanchierte, in Stücke geschnittene Zuckerschoten und 30 g geriebenen Gouda.

Räucherlachs-Röllchen

1 Carb | 25 Eiweiß

1 Hand voll Rucola ◆ *5 Halme Schnittlauch* ◆ *1 großes Ei* ◆
2 EL Milch ◆ *Salz* ◆ *schwarzer Pfeffer* ◆ *1 TL Rapsöl* ◆
3 Scheiben Räucherlachs (ca. 70 g)

Zubereitung: 15 Minuten

1 Den Rucola waschen, trockenschütteln und grob zerpflücken. Auf einem Teller auslegen. Schnittlauch abbrausen und fein schneiden. Das Ei mit Milch, Salz und Pfeffer kräftig verrühren.
1 In einer kleinen, beschichteten Pfanne das Öl erhitzen, die Eiermasse hineingießen und bei milder Hitze cremig stocken lassen. Die Pfanne vom Herd ziehen, das Rührei mit 1 EL Schnittlauch bestreuen.
3 Das Rührei auf den ausgelegten Lachsscheiben verteilen, aufrollen und auf dem Rucola anrichten. Sofort servieren.

TIPP: Schmeckt vor allem sonntags zum späten Frühstück.

Garnelen-Quark in Minigurke

5 Carbs | 25 Eiweiß

1 Bio-Minigurke (ca. 140 g) ◆ *100 g Magerquark* ◆ *1 EL Milch* ◆
1 TL Zitronensaft ◆ *Salz* ◆ *schwarzer Pfeffer* ◆ *50 g Shrimps
(geschälte Garnelen)* ◆ *$\frac{1}{2}$ Bund Dill*

Zubereitung: 15 Minuten

1 Die Gurke gründlich waschen, putzen und längs halbieren, die Kerne mit einem Löffel herausschaben.

2 Den Quark mit Milch und Zitronensaft vermischen, salzen und pfeffern.

3 Die Shrimps kurz abbrausen und trockentupfen, 4 Stück beiseite legen. Den Dill waschen, abzupfen und bis auf ein paar Dillspitzen fein hacken.

4 Shrimps und Dill unter den Quark heben, auf den Gurkenhälften verteilen. Mit dem restlichen Dill und den Shrimps garnieren.

VARIANTE: Die Mischung in 2 mittelgroße, ausgehöhlte Tomaten füllen.

Putenbrust mit Erdbeeren

10 Carbs | 20 Eiweiß

3–4 große Erdbeeren (ca. 100 g) ◆ *1 EL Limettensaft* ◆ *1 TL grüne, eingelegte Pfefferkörner* ◆ *80 g geräucherter Putenbrustaufschnitt* ◆ *1 Frühlingszwiebel*

Zubereitung: 10 Minuten

1 Die Erdbeeren waschen, putzen und vierteln. Auf einem Teller anrichten, mit dem Limettensaft beträufeln.

2 Die Pfefferkörner im Mixer oder mit dem Messerrücken grob zerstoßen und über die Erdbeeren streuen. Die Putenbrustscheiben dekorativ daneben legen.

3 Die Frühlingszwiebel waschen, putzen, in feine Ringe schneiden, darüber streuen.

VARIANTE: Für eine betont säuerliche Note können Sie statt der Erdbeeren rote Johannisbeeren nehmen.

Avocado mit Roastbeef

1 Carb | 15 Eiweiß

1 kleine reife Avocado (ca. 200 g) ◆ *2 getrocknete Tomaten (aus dem Glas, in Öl)* ◆ *2 TL Weißweinessig* ◆ *Salz* ◆ *schwarzer Pfeffer* ◆ *60 g Roastbeefaufschnitt* ◆ *1 Büschel Kresse (nach Belieben)*

Zubereitung: 10 Minuten

1 Die Avocado schälen, entsteinen und in dünne Spalten schneiden. Auf einem Teller auslegen. Getrocknete Tomaten in kleine Würfel schneiden und darüberstreuen.

2 Den Essig und 1 TL Tomatenöl (aus dem Glas) über die Avocado träufeln, salzen und pfeffern. Das Roastbeef daneben anrichten. Mit Kresse garnieren.

VARIANTE: Getrocknete Tomaten durch 1 kleine frische Tomate ersetzen – vierteln, entkernen und klein würfeln.

TIPP: Falls Sie nur eine große Avocado finden, dann halbieren Sie sie und legen eine Hälfte mitsamt dem Stein in Folie gewickelt in den Kühlschrank.

Avocado-Beeren-Salat

5 Carbs | 30 Eiweiß

¹/₂ reife Avocado (ca. 150 g) ◆ *je 50 g Erdbeeren und Blaubeeren* ◆ *1 EL Limettensaft* ◆ *150 g Naturjoghurt* ◆ *100 g Magerquark*

Zubereitung: 10 Min.

1 Die Avocadohälfte mit einem Sparschäler dünn schälen, halbieren und entsteinen. Das Fruchtfleisch mit einem Eßlöffel herauslösen und in 1–2 cm große Würfel schneiden. Die Erdbeeren und Blaubeeren kurz abbrausen, trockentupfen und verlesen. Größere Erdbeeren halbieren oder vierteln.

2 Die Avocado und Beeren in eine kleine Schüssel geben, mit dem Limettensaft beträufeln und vorsichtig vermischen. Joghurt und Quark verrühren, darauf geben. Sofort servieren.

TIPP

EIWEISS AUFSTOCKEN – CARBS IGNORIEREN

Entsprechend Ihrer Eiweißformel – 1,5 bis 2 g pro kg Körpergewicht – addieren Sie zu Ihrem Frühstück:

Lebensmittel

Buttermilch, 0,2 l	6,4 g	Quarkcreme (125 g)	10 g
Dickmilch, 1 Becher		Hüttenkäse,	
(150 g)	6 g	1 EL (15 g)	2 g
Kefir, 0,2 l	7,4 g	Ei, 1 Stück	7,5 g
Molke, 0,2 l	1,64 g	Lachsschinken,	
Schwedenmilch,		2 Scheiben (30 g)	5,5 g
0,2 l	7 g	Truthahnschinken,	
Sojadrink, ungesüßt,		2 Scheiben (40 g)	8 g
0,2 l	7,4 g	Räucherlachs,	
Naturjoghurt,		2 Scheiben (40 g)	8 g
1 Becher (150 g)	5 g	Camembert, halbfett,	
Sojajoghurt,		1 Ecke (30 g)	8 g
1 Becher (125 g)	6 g	Schnittkäse, unter	
Magerquark,		40 % Fett,	
1 Portion (150 g)	20 g	2 Scheiben (40 g)	10 g

Apfel-Mandel-Rohkost

5 Carbs | 20 Eiweiß

*1 kleiner säuerlicher Apfel ◆ 1 kleine Möhre ◆ 1 EL Zitronen-
saft ◆ 200 g Quarkcreme ◆ 1 TL Mandelmus (Reformhaus) ◆
1 TL gehackte Mandeln (nach Belieben)*

Zubereitung: 10 Min.

1 Den Apfel gut waschen, abtrocknen, vierteln und entkernen.
Die Möhre putzen und schälen. Apfel und Möhre auf der Roh-
kostreibe grob raspeln, sofort mit dem Zitronensaft vermischen.
2 Die Quarkcreme mit dem Mandelmus glatt verrühren, über die
Rohkost geben. Nach Belieben mit gehackten Mandeln bestreuen.

VARIANTE: Den Apfel zur Abwechslung durch eine feste Birne
ersetzen.

Minze-Orange mit Dickmilch

7 Carbs | 17 Eiweiß

*1 Orange ◆ 4–5 frische Minzeblätter ◆ 200 g Dickmilch ◆
1 TL Sanddorn-Vollfrucht mit Honig (Reformhaus) ◆ 1 TL Leinsamen ◆ 200 ml Buttermilch oder Kefir*

Zubereitung: 10 Min.

1 Die Orange samt der weißen Haut sorgfältig schälen, den
abtropfenden Saft auffangen. Die Orange mit einem scharfen
Messer in dünne Spalten schneiden, diese auf einem Frühstücksteller auslegen. Die Minzeblätter abreiben und in feine Streifen
schneiden, darauf streuen.
2 Die Dickmilch mit dem Sanddornmark und 1–2 TL abgetropf-
tem Orangensaft cremig rühren, auf den Orangen verteilen. Den

Leinsamen daraufstreuen. Nach Belieben mit einigen Minzeblättern garnieren. Die Buttermilch oder den Kefir dazu trinken.

VARIANTE: Mögen Sie es lieber herber? Dann nehmen Sie eine kleine Grapefruit statt der Orange!

Pfirsich mit Krokant-Quarkcreme

7 Carbs | 20 Eiweiß

1 reifer Pfirsich (ca. 125 g) ◆ *200 g Quarkcreme* ◆ *1 EL Sonnenblumenkerne* ◆ *1 TL flüssiger Honig*

Zubereitung: 15 Min.

1 Den Pfirsich waschen, abtrocknen, halbieren und entsteinen, dann das Fruchtfleisch in Spalten schneiden und auf einem Teller anrichten. Die Quarkcreme darüber verteilen.

2 Die Sonnenblumenkerne in einer Pfanne rösten, bis sie duften. Den Honig hinzufügen und mit den Kernen gut vermischen, bis die Mischung goldbraun ist. Auf die Quarkcreme geben.

VARIANTE: Wenn es sie im Angebot gibt, können Sie auch gelbe oder blaue Pflaumen anstatt des Pfirsichs verwenden.

Geschichtete Tomaten-Dickmilch

unter 5 Carbs | 8 Eiweiß

200 g Dickmilch ◆ *2 mittelgroße, reife Tomaten* ◆ *4 Basilikumblätter* ◆ *1 TL Tomatenmark* ◆ *$\frac{1}{2}$ TL Aceto balsamico* ◆ *1 TL Olivenöl* ◆ *Salz* ◆ *schwarzer Pfeffer*

Zubereitung: 10 Min.

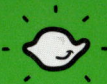

1 Die Dickmilch cremig rühren und in ein Becherglas geben.

2 Die Tomaten waschen, vom Blütenansatz befreien und grob würfeln. Die Basilikumblätter abreiben, eins beiseite legen, die übrigen Blätter grob hacken. Tomaten, Basilikum, Tomatenmark, Essig und Olivenöl in einen Rührbecher geben, alles mit dem Schneidstab gründlich pürieren. Mit Salz und Pfeffer abschmecken.

3 Das Tomatenpüree vorsichtig auf die Dickmilch geben. Mit einem Basilikumblatt garnieren. Dazu einen Löffel servieren.

VARIANTE: Asiatisch-raffiniert wird's, wenn Sie das Tomatenpüree mit Koriandergrün statt mit Petersilie zubereiten und mit einer Messerspitze Sambal oelek scharf abschmecken.

Birne mit Roquefort-Füllung

5 Carbs | 20 Eiweiß

1 kleine, reife Birne ◆ 3–4 TL Zitronensaft ◆ 30 g Roquefort ◆ 80 g Magerquark ◆ Salz ◆ schwarzer Pfeffer ◆ 2 Walnusskerne

Zubereitung: 15 Min.

1 Die Birne waschen, abtrocknen und längs halbieren. Das Kerngehäuse entfernen und die Schnittflächen sofort mit 2 TL Zitronensaft beträufeln.

2 Den Roquefort mit einer Gabel fein zerdrücken, mit dem Quark und 1–2 TL Zitronensaft vermischen. Mit Salz und Pfeffer abschmecken. Die Masse auf die zwei Birnenhälften häufen und glattstreichen. Mit Pfeffer übermahlen. Die Walnüsse hacken und obendrauf streuen.

TIPP: Damit die Birnenhälften auf dem Teller nicht kippen, an der gewölbten Seite einen flachen Deckel abschneiden.

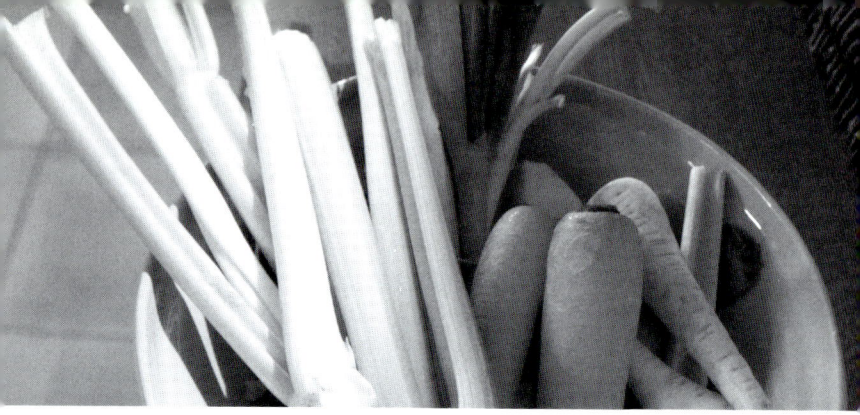

Leichte Mahlzeiten

Für mittags oder abends. Die Beilagen zum Kombinieren finden Sie ab Seite 86 in der Carb-Parade. Viele Gerichte können Sie mit ins Büro nehmen. Auch hier gilt:

◆ **No Carb:** Sie bleiben unter 10.

◆ **Low Carb:** Sie bleiben unter 30 bis 50 (locker!).

◆ **High-Carb:** Wenn Sie zufällig mal über 50 kommen, dann machen Sie die nächste Mahlzeit einfach zur No-Carb-Mahlzeit.

◆ Vergessen Sie Ihr **Eiweiß** nicht – bei Bedarf gibt's ein Soja- oder Milchprodukt dazu oder mehr Tofu, Fleisch oder Fisch.

Gelbe Paprikasuppe mit Rosmarin

10 Carbs | 20 Eiweiß

1 kleine Zwiebel ◆ 1 gelbe Paprikaschote ◆ 1 kleiner Rosmarin-zweig ◆ 1 EL Olivenöl ◆ $\frac{1}{2}$ TL rosenscharfes Paprikapulver ◆ 3 EL trockener Weißwein ◆ $\frac{1}{8}$ l Gemüsefond oder -brühe ◆ 100 g Tofu ◆ Salz ◆ schwarzer Pfeffer ◆ 2 EL saure Sahne

Zubereitung: 30 Minuten

1 Zwiebel schälen und fein hacken. Paprika waschen, halbieren, von Kernen und Trennwänden befreien, in kleine Würfel schneiden. Rosmarin abbrausen, trockenschütteln, die Blätter abstreifen und hacken.

2 Das Öl erhitzen, Zwiebel darin glasig dünsten. Paprikawürfel hinzufügen und 2 bis 3 Minuten mitdünsten. Mit dem Paprikapulver bestäuben, 1 TL gehackten Rosmarin einrühren. Wein angießen und einkochen lassen. Mit Fond oder Brühe aufgießen, aufkochen und 10 Minuten köcheln lassen.

3 Den Tofu in kleine Würfel schneiden. Die Suppe mit dem Pürierstab glattpürieren. Mit Salz und Pfeffer abschmecken. Vom Herd nehmen, die saure Sahne und den Tofu einrühren, kurz ziehen lassen. Den übrigen gehackten Rosmarin darüber streuen.

BÜRO-TIPP: Die Suppe können Sie kalt servieren oder – wenn vorhanden – kurz in der Mikrowelle erwärmen.

Asia-Hühnersuppe mit Gemüse

10 Carbs | 20 Eiweiß

1 kleine Zwiebel ◆ 1 kleine Knoblauchzehe ◆ 1 kleine Möhre (ca. 50 g) ◆ 30 g Shiitakepilze ◆ 3 Frühlingszwiebeln ◆ 1 EL Öl ◆ ¼ l Gemüsebrühe ◆ 1 EL helle Sojasauce ◆ schwarzer Pfeffer ◆ 80 g Hähnchenbrustfilet

Zubereitung: 25 Min

1 Zwiebel und Knoblauch schälen und fein hacken. Die Möhre schälen und in feine Stifte schneiden. Die Stiele der Pilze abschneiden, die Pilzhüte halbieren oder vierteln. Die Frühlingszwiebeln waschen, putzen, das Hellgrüne in Ringe schneiden und das Weiße klein würfeln.

2 Das Öl erhitzen, Zwiebel und Knoblauch glasig dünsten. Möhren, Shiitake und das Weiße der Frühlingszwiebeln hinzu-

LAUTER QUICKIES LIGHT

Keine Zeit zum Vorbereiten? Macht nix. Mittags dürfen Sie bei Low Carb zugreifen – in der Kantine, im Supermarkt, beim Metzger oder beim Türken um die Ecke:

◆ Große Schüssel bunter Salat mit 100 g Räuchertofu – oder mit einer Portion Putenbrustaufschnitt in Streifen, Bündner Fleisch, Mozzarella, Thunfisch (Dose) oder 1 hartgekochten Ei. C 5/E 15 *

◆ 2 Tomaten und 80 g Mozzarella in Scheiben, mit Olivenöl beträufeln, pfeffern. C 5/E 15

◆ 2 Tomaten und 2 hartgekochte Eier achteln, dazu 2 TL Essig und $^1/_2$ Bund Schnittlauch, pfeffern. C 5/E 15

◆ $^1/_2$ Salatgurke in Scheiben, mit 1 EL Olivenöl, 100 g Feta darüber bröckeln. Mit Pfeffer und Kräutern. C 5/E 20

◆ 100 g Feta-Käse mit 2 Tomaten in Scheiben, dazu 5 schwarze Oliven, mit Olivenöl, Salz und Pfeffer marinieren. C 5/E 20

◆ 100 g Sauerkraut mit 1 kleingeschnittenen Apfel vermischen, obendrauf 2 EL Schmand oder saure Sahne, dazu 30 g Lachsschinken anrichten. C 15/E 10

◆ 2 geräucherte Forellenfilets mit 25 g Meerrettichquark (Kühlregal) anrichten. C 10/E 30

◆ 1 geräuchertes Makrelenfilet, dazu gemischter Blattsalat und 2 EL Joghurt. C 5/E 20

◆ 1 Dose Thunfisch mit 1 kleinen weißen gehackten Zwiebel vermischen, dazu 2 hartgekochte Eier. C 5/E 40

◆ 1 kleine gebratene Hähnchenkeule vom Metzger, dazu gemischter Salat. C 5/E 20

◆ 80 g Roastbeefaufschnitt, 2 Tomaten und 1 Minigurke in Scheiben. C 5/E 20

C = Carbs, E = Eiweiß

fügen und 2–3 Minuten andünsten. Mit der Brühe und 75 ml Wasser aufgießen, aufkochen. Mit Sojasauce und Pfeffer würzen und 5 Minuten bei mittlerer Hitze kochen lassen.

3 Inzwischen das Hähnchenfilet waschen, trockentupfen und in 1 cm dicke Scheiben schneiden. In die Suppe geben, 5 Minuten zugedeckt ziehen lassen. Das Grüne der Frühlingszwiebeln auf die Suppe streuen.

VARIANTE: Hätten Sie gerne eine gehaltvollere Suppe? Dann lassen Sie 15 g Vollkorn-Fadennudeln in der Suppe mitgaren. Damit erhöht sich der Kohlenhydratgehalt um 2 Carbs.

Spinat-Salat mit Räuchertofu

10 Carbs | **20 Eiweiß**

1 kleine rote Zwiebel ◆ 2 EL Weißweinessig ◆ 80 g zarter Blattspinat ◆ ½ säuerlicher Apfel (ca. 75 g) ◆ Salz ◆ schwarzer Pfeffer ◆ 2 EL Gemüsebrühe ◆ 1 EL Olivenöl ◆ 120 g Räuchertofu

Zubereitung: 20 Minuten

1 Die Zwiebel abziehen, halbieren und in feine Streifen schneiden, mit 1 EL Essig beträufeln und ziehen lassen.

2 Den Spinat waschen, trockenschütteln, verlesen, grobe Stiele entfernen. Die Apfelhälfte gut waschen, abtrocknen, vierteln, entkernen und in kleine Stücke schneiden.

3 Den übrigen Essig, Salz, Pfeffer, Brühe und Olivenöl verquirlen. Mit Spinat, Apfelstücken und Zwiebeln vermischen. Den Tofu in Scheiben schneiden und dazu anrichten.

TIPP: Reste vom Tofu können Sie einfrieren (nach dem Auftauen leicht ausdrücken).

Orangen-Feta-Teller

10 Carbs | 20 Eiweiß

1 Handvoll Rucola ◆ 1 kleine Orange ◆ 100 g Feta (griechischer Schafskäse) ◆ ½ kleine rote Zwiebel ◆ 3 schwarze, entsteinte Oliven ◆ 1 EL Zitronensaft ◆ Salz ◆ schwarzer Pfeffer ◆ 1 EL Olivenöl

Zubereitung: 20 Minuten

1 Den Rucola waschen, trockenschütteln und verlesen, grobe Stiele entfernen. Die Orange samt der weißen Haut schälen, den abtropfenden Saft dabei auffangen. Die Orange halbieren und in Scheiben schneiden. Den Feta ebenfalls in Scheiben schneiden. Die Zwiebel schälen und fein würfeln. Die Oliven in Scheibchen schneiden.

2 Den Rucola auf einem Teller ausbreiten. Orangen- und Fetascheiben darauf anrichten. Mit den Oliven und Zwiebelwürfeln bestreuen.

3 Den abgetropften Orangensaft, Zitronensaft, Salz, Pfeffer und Olivenöl verquirlen, über den Salat träufeln.

VARIANTE – AUCH GUT: mit Ziegenfrischkäse statt Feta.

Marinierter Spargel mit Ei

5 Carbs | 15 Eiweiß

200 g grüner Spargel ◆ ½ TL Salz ◆ 1 EL Weißweinessig ◆ 1 TL Aceto balsamico ◆ schwarzer Pfeffer ◆ 1 EL Olivenöl ◆ 1 TL Walnussöl ◆ 2 TL Pinienkerne ◆ 1 großes hartgekochtes Ei ◆ 4 Zweige glatte Petersilie

Zubereitung: 30 Minuten | Marinierzeit: 12 Stunden

1 Den Spargel waschen, putzen und nur im unteren Drittel schälen. $\frac{1}{2}$ l Wasser und Salz aufkochen, Spargel darin in 10 Minuten bissfest garen. Abgießen (3 EL Kochsud beiseite stellen!), abschrecken und gut abtropfen lassen. In eine flache Schale legen.

2 Den abgenommenen Kochsud mit dem Weißwein- und Balsamessig, Salz und Pfeffer verquirlen, beide Ölsorten unterschlagen. Die Marinade über den Spargel träufeln, abdecken und über Nacht in den Kühlschrank stellen.

3 Am nächsten Tag die Pinienkerne in einer trockenen Pfanne goldbraun rösten. Das Ei pellen, die Petersilie waschen, trockenschütteln, abzupfen und beides hacken. Mit den Pinienkernen auf den Spargel streuen.

BÜRO-TIPP: Das können Sie schon abends zuvor erledigen: Spargel kochen und marinieren. Ei kochen. Pinienkerne rösten. Mittags im Büro brauchen Sie nur noch das Ei und die Petersilie zu hacken und aufzustreuen.

Blumenkohlsalat mit Mandel-Pesto

10 Carbs | 20 Eiweiß

200 g Blumenkohl ◆ 30 g tiefgekühlte Erbsen ◆ Salz ◆ 4 Zweige Petersilie ◆ 1 EL Zitronensaft ◆ 1 EL fein geriebene Mandeln ◆ 1 EL geriebener Parmesan ◆ 1 EL kaltgepresstes Olivenöl ◆ schwarzer Pfeffer ◆ 60 g magerer Lachsschinken

Zubereitung: 20 Minuten

1 Den Blumenkohl waschen, putzen und in Röschen zerteilen. Mit den Erbsen in kochendem Salzwasser 3 Minuten blanchieren, abgießen (3 EL Kochsud aufheben!), eiskalt abschrecken und gut abtropfen lassen.

2 Die Petersilie abbrausen, trockenschütteln, die Blätter abzupfen und fein hacken. Mit Zitronensaft, Mandeln, Parmesan, Olivenöl und dem abgenommenen Kochsud geschmeidig rühren. Mit Salz und Pfeffer abschmecken.

3 Blumenkohl und Erbsen in dem Pesto wenden, Schinken in Streifen schneiden, unterheben. Salat 10 Minuten ziehen lassen.

BÜRO-TIPP: Lässt sich prima vorbereiten. Die Zutaten aber erst am Arbeitsplatz vermischen.

Wachsweiche Eier auf Paprikagemüse

10 Carbs | 20 Eiweiß

Je 1 kleine rote und grüne Paprikaschote (insgesamt ca. 250 g) ◆ 1 Schalotte ◆ 1 Knoblauchzehe ◆ 1 EL Olivenöl ◆ 6 EL Gemüsebrühe ◆ 2 TL Aceto balsamico ◆ $\frac{1}{2}$ TL gehackter Thymian ◆ Salz ◆ schwarzer Pfeffer ◆ 2 Eier ◆ 2 EL Naturjoghurt ◆ edelsüßes Paprikapulver zum Bestäuben

Zubereitung: 25 Minuten

1 Die Paprikaschoten waschen, putzen und in kleine Rauten schneiden. Schalotte und Knoblauch schälen und fein würfeln.

2 Das Öl erhitzen, Schalotte und Knoblauch glasig dünsten. Paprika dazugeben und 3 Minuten mitdünsten. Brühe und Balsamessig angießen, mit Thymian, Salz und Pfeffer würzen. Zugedeckt bei milder Hitze 10 Minuten schmoren.

3 Inzwischen die Eier in 8 Minuten wachsweich kochen, abschrecken, schälen und halbieren. Mit dem Joghurt auf dem Gemüse anrichten. Mit Paprikapulver bestäuben.

BÜRO-TIPP: Das Gemüse über Nacht ziehen lassen. Schmeckt auch kalt mit hartgekochten Eiern.

Bohnensalat mit Thunfisch

5 Carbs | 20 Eiweiß

*100 g grüne Bohnen ◆ Salz ◆ 2–3 kleine Strauchtomaten
(ca. 100 g) ◆ 1 Schalotte ◆ 1 kleine Dose Thunfisch im eigenen
Saft (60 g Abtropfgewicht) ◆ 1 EL Rotweinessig ◆ Salz ◆
schwarzer Peffer ◆ 1 EL Olivenöl ◆ 1–2 Spritzer Tabasco*

Zubereitung: 20 Minuten | Marinierzeit: 15 Minuten

1 Die Bohnen waschen, putzen und nach Belieben halbieren. In reichlich kochendem Salzwasser 10 Minuten garen, dann abgießen, abschrecken und gut abtropfen lassen.

2 Inzwischen die Tomaten waschen und sechsteln. Schalotte pellen und fein würfeln. Thunfisch abtropfen lassen, 1 EL Thunfischsud aufheben, Thunfisch in mundgerechte Stücke zerpflücken.

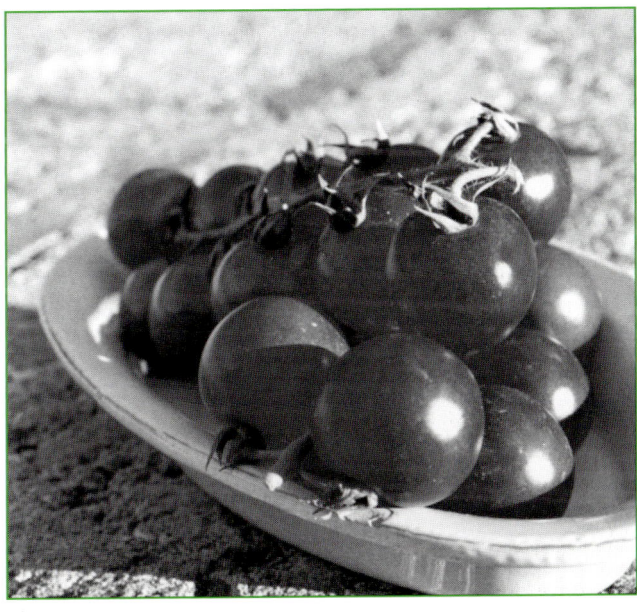

3 Den Thunfischsud mit Essig, Salz und Pfeffer verquirlen, das Öl unterrühren. Mit Tabasco schärfen. Bohnen, Tomaten, Thunfisch und Schalotten in der Salatsauce wenden und 15 Minuten ziehen lassen. Nochmals abschmecken.

BÜRO-TIPP: Den Salat am Vorabend zubereiten und über Nacht kalt stellen. Die Tomaten aber erst vor dem Servieren schneiden und untermischen.

Chicoréesalat mit Räucherlachs

10 Carbs | **20 Eiweiß**

1 Chicorée (ca. 200 g) ◆ *1 Frühlingszwiebel* ◆ *$\frac{1}{2}$ Limette* ◆ *2 EL Gemüsebrühe* ◆ *Salz* ◆ *1 Prise Fruchtzucker* ◆ *schwarzer Pfeffer* ◆ *1 EL Rapsöl* ◆ *2 EL saure Sahne* ◆ *80 g Räucherlachs (in dünnen Scheiben)*

Zubereitung: 15 Minuten

1 Den Chicorée putzen, halbieren, den Strunk keilförmig herausschneiden, dann den Kolben bis auf die zarten Blattspitzen in Streifen schneiden. Die Frühlingszwiebel waschen, putzen und in 5 cm lange Stücke schneiden, diese längs vierteln. Die Limette waschen, abtrocknen, die Schale fein abreiben und 1 EL Saft auspressen.

2 Limettensaft und -schale mit der Brühe, Salz, Zucker, Pfeffer und Öl verrühren. Chicorée und Frühlingszwiebeln in der Sauce wenden, anrichten. Saure Sahne darauf geben. Räucherlachs dekorativ dazulegen.

BÜRO-TIPP: Die Vinaigrette rühren, die saure Sahne unterschlagen, so dass ein cremiges Dressing entsteht. Das Gemüse vorbereiten, Salat am Arbeitsplatz marinieren.

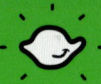

Forellenfilet mit Meerrettich-Tsatsiki

10 Carbs | 30 Eiweiß

100 g Gurke ◆ Salz ◆ 80 g Magerquark ◆ 2 EL Naturjoghurt ◆ 1 TL Olivenöl ◆ 1 EL Zitronensaft ◆ abgeriebene Schale 1 Bio-Zitrone ◆ 2 TL geriebener Meerrettich (frisch oder aus dem Glas) ◆ schwarzer Pfeffer ◆ 3 Zweige Dill ◆ 1 geräuchertes Forellenfilet (ca. 60 g)

Zubereitung: 20 Minuten

1 Die Gurke schälen, grob raspeln, salzen und 10 Minuten ziehen lassen.

2 Inzwischen den Quark mit Joghurt, Olivenöl, Zitronensaft, etwas Zitronenschale und Meerrettich vermischen, salzen und pfeffern. Dill abbrausen, abzupfen, hacken und untermischen.

3 Die Gurken in einem Sieb gut abtropfen lassen, unter den Meerrettichquark heben. Mit dem Forellenfilet anrichten, mit Pfeffer übermahlen. Nach Belieben mit einer Dillspitze garnieren.

BÜRO-TIPP: Die Quarkmischung am Vorabend zubereiten.

Sellerie-Möhren-Salat mit Hähnchen

5 Carbs | 20 Eiweiß

1 Hähnchenunterschenkel (ca. 120 g) ◆ 3 TL Rapsöl ◆ Salz ◆ schwarzer Pfeffer ◆ $\frac{1}{4}$ TL rosenscharfes Paprikapulver ◆ 120 g Knollensellerie ◆ 1 kleine Möhre ◆ 1 EL Zitronensaft ◆ 4 Zweige Petersilie ◆ 2 EL Naturjoghurt ◆ 1 TL Walnussöl

Zubereitung: 30 Minuten

1 Den Hähnchenschenkel waschen, trockentupfen und die Haut abziehen. Mit 1 TL Öl, Salz, Pfeffer und dem Paprikapulver kräftig einreiben.

2 Eine Grillpfanne mit 1 TL Öl ausstreichen und stark erhitzen. Das Hähnchenteil darin in 5 Minuten rundherum braun anbraten, noch 15 Minuten bei mittlerer Hitze weiterbraten.

3 Inzwischen für den Salat Sellerie und Möhre schälen, raspeln und sofort mit dem Zitronensaft beträufeln. Petersilie waschen, trockenschütteln, abzupfen, grob hacken.

4 Joghurt, Salz, Pfeffer und Walnussöl verrühren, Gemüse und Petersilie untermengen. Salat mit der gebratenen Hähnchenkeule servieren.

BÜRO-TIPP: Hähnchenschenkel tags zuvor braten und mittags im Büro abnagen. Rohkost dazu essen.

Hackbällchen mit Feta-Joghurtdip

10 Carbs | 30 Eiweiß

1 kleine Schalotte ◆ *3 Zweige Petersilie* ◆ *$\frac{1}{2}$ Knoblauchzehe* ◆ *80 g Tatar* ◆ *1 EL Magerquark* ◆ *Salz* ◆ *schwarzer Pfeffer* ◆ *1 TL Olivenöl* ◆ *100 g Salatgurke* ◆ *20 g Feta* ◆ *100 g Naturjoghurt* ◆ *1 TL Zitronensaft*

Zubereitung: 25 Minuten

1 Die Schalotte schälen und fein würfeln. Petersilie waschen, trockenschütteln und hacken. Knoblauch schälen und zerdrücken.

2 Das Hackfleisch mit Quark, Schalotte, Petersilie und Knoblauch vermischen, mit Salz und Pfeffer würzen. Aus der Masse vier walnussgroße Häufchen abstechen und zu Kugeln formen.

3 Das Öl in einer beschichteten Pfanne erhitzen. Die Hackbäll-chen bei mittlerer Hitze in 10 Minuten rundherum braun braten.
4 Die Gurke schälen und in Scheiben schneiden. Feta zerdrü-cken, mit Joghurt, Zitronensaft, Salz und Pfeffer verrühren. Gurken und Dip zu den Hackbällchen servieren.

BÜRO-TIPP: Die Klößchen schmecken auch prima kalt. Ins Büro oder zum Picknicken mitnehmen und in den Joghurtdip stippen.

Scharfer Salat mit Putenstreifen

10 Carbs | 25 Eiweiß

80 g Putenbrustfilet ◆ Salz ◆ schwarzer Pfeffer ◆ 1 TL + 1 EL Rapsöl ◆ 1 kleine rote Paprikaschote ◆ 1 Handvoll frische Mungobohnensprossen ◆ 2–3 Blätter Eisbergsalat ◆ 1 Frühlings-zwiebel ◆ 1 EL Weißweinessig ◆ $\frac{1}{2}$–1 TL Chilisauce

Zubereitung: 20 Minuten

1 Das Putenfilet waschen, trockentupfen, mit Salz und Pfeffer würzen. In 1 TL Öl auf jeder Seite bei starker Hitze 5 Minuten anbraten, in Folie wickeln und ziehen lassen.
2 Inzwischen die Paprika waschen, putzen und in feine Strei-fen schneiden. Sprossen abbrausen und gut abtropfen lassen. Eisbergsalat putzen und grob zerpflücken. Frühlingszwiebel waschen, putzen und in feine Ringe schneiden.
3 Für die Marinade den Essig, Salz, Pfeffer, Chilisauce und 1 EL Öl verquirlen. Fleisch in Streifen schneiden, den Sud zur Marinade geben. Alle Salatzutaten in der Marinade wenden und anrichten.

BÜRO-TIPP: Salatzutaten und Marinade getrennt in Plastikge-fäße verpacken, Salat am Arbeitsplatz anmachen.

Orientalische Lammspieße mit Ajvar

5 Carbs | 25 Eiweiß

100 g Lammlende ◆ 1 Stück Zucchini (ca. 80 g) ◆ 6 frische Salbeiblätter ◆ 1 EL Olivenöl ◆ $\frac{1}{2}$ TL gemahlener Kreuzkümmel ◆ $\frac{1}{2}$ TL rosenscharfes Paprikapulver ◆ Salz ◆ schwarzer Pfeffer ◆ 1 EL Ajvar (pikant-scharfes Paprikapüree im Glas) ◆ 2 EL Naturjoghurt ◆ 2 Schaschlikspieße

Zubereitung: 20 Minuten

1 Das Fleisch waschen, trockentupfen und in 2 cm große Würfel schneiden. Die Zucchini waschen, putzen, längs halbieren und in dicke Scheiben schneiden. Die Salbeiblätter abreiben.

2 Für die Marinade das Öl mit Kreuzkümmel und Paprikapulver verrühren.

3 Fleisch, Zucchini und Salbei abwechselnd auf Schaschlikspieße stecken und mit der Marinade rundherum bestreichen.

4 Eine Grillpfanne sehr heiß werden lassen, die Spieße darin

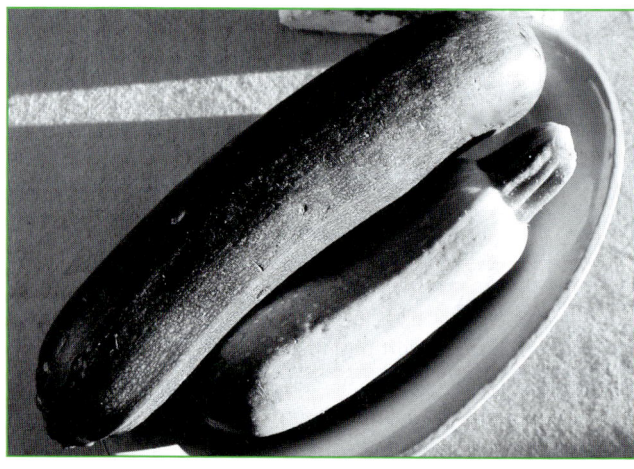

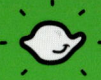
bei mittlerer Hitze auf beiden Seiten je 4 bis 5 Minuten braten, salzen und pfeffern. Den Ajvar mit dem Joghurt vermischen, dazu servieren.

BÜRO-TIPP: Statt Lamm Hähnchen- oder Putenbrustfilet verwenden und die Spieße am Arbeitsplatz kalt mit dem Dip genießen.

Gazpacho nach Thai-Art

unter 5 Carb | 27 Eiweiß

1 Stängel Zitronengras ◆ *1 haselnussgroßes Stück Ingwer* ◆ *1 kleine rote Chilischote* ◆ *150 ml Sojadrink* ◆ *5 EL ungesüßte Kokosmilch (Dose)* ◆ *1 EL Limettensaft* ◆ *1 EL Fischsauce* ◆ *Salz* ◆ *schwarzer Pfeffer* ◆ *1 Minigurke* ◆ *1 kleine rote Spitzpaprika* ◆ *etwas Koriandergrün (nach Belieben)*

Zubereitung: 15 Min. | Kühlzeit: 3–4 Std.

1 Das Zitronengras von den äußeren Hüllblättern befreien, die unteren 10 cm längs vierteln und fein schneiden. Den Ingwer schälen, die Chilischote putzen und entkernen und zusammen sehr fein würfeln.

2 Den Sojadrink mit der Kokosmilch gründlich verrühren. Zitronengras, Ingwer und Chilischote hinzufügen, mit Limettensaft, Fischsauce, Salz und Pfeffer abschmecken. Die Suppe 3–4 Stunden, besser über Nacht im Kühlschrank ziehen lassen.

3 Die Gurke schälen, die Paprikaschote waschen und putzen, beides in kleine Würfel schneiden. Auf die Suppe geben, nach Belieben noch mit abgezupften Korianderblättchen bestreuen.

BÜRO-TIPP: Zum Mitnehmen Suppe und Gemüse getrennt in gut verschließbare Kunststoffgefäße verpacken.

Tomatensuppe mit Garnelen-Spieß

unter 5 Carb | 20 Eiweiß

300 g Tomaten ◆ *1 Schalotte* ◆ *¹/₂ Knoblauchzehe* ◆ *2 Zweige Oregano* ◆ *3 TL Olivenöl* ◆ *1 TL Tomatenmark* ◆ *1 EL trockener Sherry* ◆ *Salz* ◆ *schwarzer Pfeffer* ◆ *6 kleine rohe Garnelen (ohne Kopf und Schale)* ◆ *Cayennepfeffer*

Zubereitung: 20 Min.

1 Die Tomaten waschen und in Würfel schneiden. Die Schalotte und Knoblauchzehe abziehen und fein hacken. Oregano abbrausen, trockenschütteln, Blätter abzupfen, grob hacken.

2 In einem Topf 2 TL Öl erhitzen, Schalotte und Knoblauch darin glasig dünsten. Die Tomatenwürfel, die Hälfte des Oreganos, Tomatenmark und Sherry einrühren, salzen und pfeffern. Bei milder Hitze 5 Minuten kochen lassen.

3 Inzwischen die Garnelen trockentupfen, auf einen Spieß stecken und in einer kleinen Pfanne mit 1 TL Olivenöl 1 Minute braten. Mit Salz und Cayennepfeffer würzen.

4 Die Suppe pürieren, abschmecken und noch einmal aufkochen lassen. Die übrigen Oreganoblättchen obendrauf streuen. Die Suppe zusammen mit dem Spieß servieren.

TIPP: Für Croûtons 1 kleines Stück Vollkornbrot (ca. 20 g) auf dem Toaster rösten und in Würfel schneiden. Zum Schluss auf die Suppe streuen. Rechnen Sie 5 Carbs mehr für das Rezept.

Romana-Salat mit Mozzarella

7 Carbs | 17 Eiweiß

1 Romanasalatherz ◆ *1 Zweig Zitronenmelisse* ◆ *2–3 Aprikosen (ca. 100 g; ersatzweise Dunstaprikosen aus dem Glas)* ◆

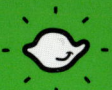

*80 g Mozzarella ◆ 2 EL Zitronensaft ◆ $\frac{1}{2}$ TL flüssiger Akazien-
honig ◆ Salz ◆ schwarzer Pfeffer ◆ 1 EL Olivenöl ◆ 1 TL frisch
gehackter Thymian*

Zubereitung: 15 Min.

1 Den Salat waschen, trockenschütteln und die Blätter in mundgerechte Stücke zupfen. Die Zitronenmelisse-Blätter abzupfen.
Aprikosen waschen, halbieren, entsteinen und in Spalten schneiden. Den Mozzarella halbieren und in Scheiben schneiden.
2 Für die Marinade den Zitronensaft, Honig, Salz, Pfeffer und
Olivenöl gründlich verquirlen, den Thymian untermischen.
3 Salat, Aprikosen und Mozzarella auf einem Teller dekorativ
anrichten, mit der Marinade beträufeln. Die Zitronenmelisse-
Blätter darauf streuen.

BÜRO-TIPP: Salatzutaten und -sauce vorbereiten, getrennt
in Plastikgefäße verpacken und am Arbeitsplatz zusammen
anrichten.

Pikanter Auberginensalat

0 Carbs ⏐ 18 Eiweiß

*200 g Aubergine ◆ Salz ◆ 1 EL + 2 TL Olivenöl ◆ 1 Stange
Staudensellerie ◆ 4 Kirschtomaten ◆ $\frac{1}{2}$ kleine weiße Zwiebel ◆
$\frac{1}{2}$ Knoblauchzehe (zum Ausreiben) ◆ 2 TL Weißweinessig ◆
Salz ◆ schwarzer Pfeffer ◆ 1 TL Kapern ◆ 75 g Mozzarella ◆
2 Zweige Basilikum*

Zubereitung: 20 Min.

1 Die Aubergine abbrausen, trockentupfen und würfeln. Mit
Salz bestreuen und 10 Minuten ziehen lassen, dann trocken
tupfen und in 1 EL heißem Öl 5–6 Minuten braten.

2 Inzwischen den Sellerie waschen, putzen und in dünne Scheiben schneiden. Tomaten waschen und halbieren. Zwiebel schälen und fein würfeln. Eine Schüssel mit Knoblauch ausreiben. Darin den Essig, Salz, Pfeffer und 2 TL Olivenöl verrühren, die Kapern untermischen.

3 Tomaten, Sellerie und Auberginen in dem Dressing wenden. Mozzarella würfeln, Basilikumblätter abzupfen, zusammen obendrauf streuen.

BÜRO-TIPP: Die Auberginen schon am Vortag braten und marinieren. Am nächsten Tag die übrigen Zutaten zufügen.

Salat-Ricotta-Röllchen

0 Carb | 20 Eiweiß

6 Kopfsalatblätter ◆ Salz ◆ schwarzer Pfeffer ◆ 50 g kleine Champignons ◆ 10 Schnittlauchhalme ◆ 100 g Ricotta ◆ 1 EL geriebener Greyerzer ◆ 3 EL Zitronensaft ◆ 1 EL Olivenöl

Zubereitung: 30 Min.

1 Die Salatblätter waschen und trockentupfen, die dicken Blattrippen herausschneiden und fein würfeln. Die Blätter kurz in kochendes Salzwasser tauchen, mit einer Schaumkelle herausheben, abschrecken und gut abtropfen lassen. Nebeneinander ausbreiten, leicht salzen und pfeffern.

2 Die Champignons abreiben, putzen und fein hacken. Den Schnittlauch waschen, trockenschütteln und in feine Röllchen schneiden.

3 Die Pilze, gehackten Salat, Ricotta, Käse und Schnittlauch vermischen, salzen und pfeffern. Die Masse auf die Salatblätter verteilen, die Seiten über der Füllung einschlagen und aufrollen.

4 Für den Dip den Zitronensaft, Olivenöl, Salz und Pfeffer verquirlen, dazu reichen.

BÜRO-TIPP: Röllchen und Dip getrennt verpacken, als Finger-Food im Büro servieren.

Kabeljau mit Grapefruit-Marinade

unter 5 Carb | 20 Eiweiß

100 g ganz frisches Kabeljaufilet ◆ *1 kleine rosa Grapefruit* ◆
1 EL Reisessig ◆ *Salz* ◆ *schwarzer Pfeffer* ◆ *$\frac{1}{2}$ TL Wasabi-Paste* ◆ *2–3 Eisbergsalatblätter* ◆ *1 EL helle Sojasauce* ◆
1 TL Sesamöl ◆ *1 Büschel Kresse*

Zubereitung: 20 Min. | Marinierzeit: 60 Min.

1 Das Fischfilet abbrausen, trockentupfen und in sehr dünne Scheiben schneiden. Grapefruit samt der weißen Haut schälen, Filets heraustrennen und beiseite stellen. Den abtropfenden Saft dabei auffangen, die übrigen Trennwände auspressen.

2 Den Grapefruitsaft, Essig, Salz, Pfeffer und Wasabi-Paste verrühren, über den Fisch träufeln und 1 Stunde ziehen lassen.

3 Vor dem Servieren die Salatblätter putzen und mundgerecht zerpflücken, mit den Grapefruitfilets und den Fischscheiben anrichten. Die Marinade mit der Sojasauce und dem Sesamöl vermischen, über den Fisch träufeln. Kresse abschneiden, dazu anrichten.

VARIANTE: Sehr edel wird es mit frischem Lachs- oder Thunfischfilet.

BÜRO-TIPP: Kabeljau schon am Vorabend zubereiten und über Nacht marinieren.

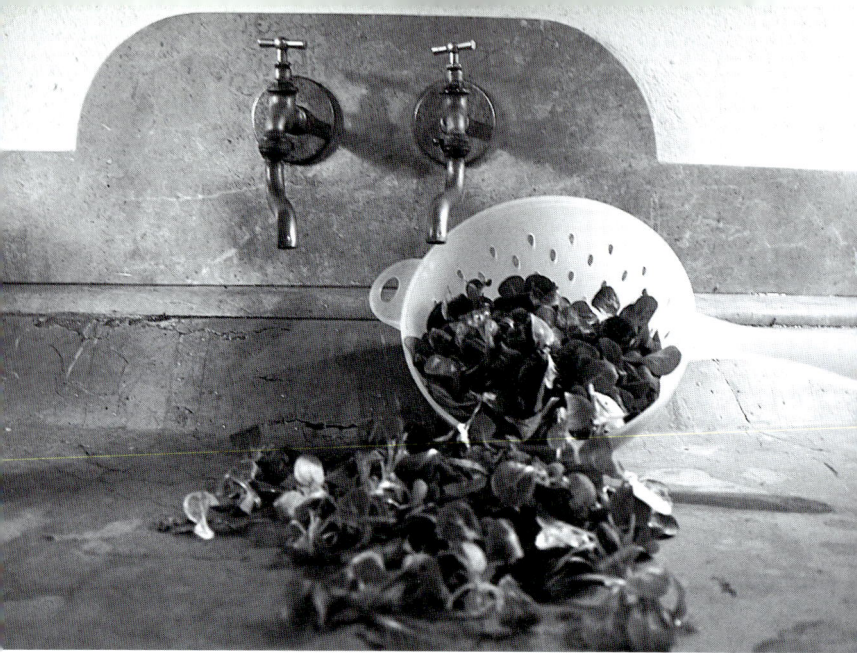

Lauter Hauptsachen

Einmal am Tag, mittags oder abends, wollen Sie sicher was »Richtiges« essen. Die Carbs, die unter den Rezepttiteln stehen, dürfen Sie wieder ergänzen mit den Brot- oder Beilagen-Empfehlungen ab Seite 86.

◆ **No Carb** heißt: Sie bleiben unter 10 Carbs. Heißt so viel wie: Dinner streichen.

◆ **Low Carb** heißt: Sie ergänzen auf 30 (streng) bis zu 50 Carbs.

◆ **High Carb** heißt: Über 50. Dann machen Sie die nächste Mahlzeit zu No Carb.

◆ Falls Sie noch **Eiweiß** aufstocken müssen, vergrößern Sie die Fisch-, Fleisch oder Tofuportion, essen Sie ein Milchprodukt zum Nachtisch oder trinken Sie ein Glas Sojamilch. Eiweißquellen siehe Seite 98.

Wichtig: Essen Sie vorher immer eine Schüssel Salat. Nein, seine Carbs müssen Sie nicht anrechnen. Hier das Rezept:

Kräuterfrischer Gemüse-Blattsalat

1 kleiner Kopf- oder Römersalat (ca. 100 g) ◆ *2 Tomaten* ◆
100 g Salatgurke ◆ *4 Radieschen* ◆ *1 rote oder gelbe Spitz-*
paprika ◆ *1 Frühlingszwiebel* ◆ *je ¹/₂ Bund Petersilie,*
Schnittlauch und Dill ◆ *4 Basilikumblätter*

Zubereitung: 10 Minuten

1 Den Salatkopf in Blätter zerlegen, wenn nötig waschen, trockenschleudern und in mundgerechte Stücke zupfen. Die Tomaten waschen und vierteln, die Gurke schälen und klein würfeln. Die Radieschen waschen, putzen und in dünne Scheiben schneiden. Die Paprika längs halbieren, Samen und Trennwände entfernen, die Hälften waschen und in feine Streifen schneiden. Die Frühlingszwiebel waschen, putzen und ebenfalls fein schneiden.

2 Die Kräuter kurz abbrausen und trockenschütteln. Petersilie und Dill von den Stielen zupfen und hacken. Schnittlauch in feine Röllchen schneiden. Basilikumblätter abreiben und grob hacken.

3 Die Salatzutaten mit einer Vinaigrette anmachen. Sie können zwischen zwei Salatsaucen wählen, einer klassischen und einer fruchtig-nussigen Variante.

VARIANTEN: Kopfsalat nein? Romana lieber nicht? Dann nehmen Sie doch Radicchio, Lollo rosso, Eisbergsalat, Feldsalat oder Eichblattsalat, Batavia, Frisée, Chicorée und Rucola – erlaubt sind alle Blattsalate, je vielfältiger, desto dekorativer. Auch andere Low-Carb-Gemüse passen in die Salatschüssel, zum Beispiel Champignons, Staudensellerie, Fenchel, Kohlrabi und Rettich.

Vinaigrette classique

1 Schalotte ◆ *1–2 EL Weißweinessig* ◆ *¹/₄ TL Dijon-Senf* ◆
Salz ◆ *schwarzer Pfeffer* ◆ *1 EL kaltgepresstes Olivenöl*

1 Die Schalotte schälen und fein würfeln.

2 Den Essig mit dem Senf, Salz, Pfeffer und 3 EL Wasser verrühren. Olivenöl mit dem Schneebesen unterschlagen. Schalottenwürfel untermischen.

3 Die vorbereiteten Salatzutaten in der Vinaigrette wenden. Sofort servieren.

Nuss-Orangen-Dressing

2 Walnusskerne ◆ *2 EL frisch gepresster Orangensaft* ◆ *1 EL Zitronensaft* ◆ *Salz* ◆ *schwarzer Pfeffer* ◆ *etwas fein abgeriebene Bio-Orangenschale* ◆ *2 EL Sojacreme (Reformhaus)* ◆ *1 TL Walnussöl*

1 Die Walnüsse fein hacken.

2 Den Orangen- und Zitronensaft mit Salz, Pfeffer und Orangenschale gründlich verrühren. Sojacreme und Walnussöl mit dem Schneebesen unterschlagen.

3 Erst die Nüsse, dann die vorbereiteten Zutaten – Blattsalate, Gemüse, Kräuter – in dem Dressing wenden. Sofort servieren.

Grüne Minestrone mit Mozzarella

10 Carbs ⏐ **20 Eiweiß**

300 g grünes Gemüse (zum Beispiel grüne Bohnen, Kohlrabi, Zucchini) ◆ *1 kleine Zwiebel* ◆ *1 kleine Knoblauchzehe* ◆ *1 EL Olivenöl* ◆ *$\frac{1}{4}$ l Gemüsebrühe* ◆ *80 g Mozzarella* ◆ *50 g weiße Bohnenkerne (Dose)* ◆ *Salz* ◆ *schwarzer Pfeffer* ◆ *1 TL Basilikum-Pesto* ◆ *1 Zweig Basilikum*

Zubereitung: 30 Minuten

1 Das grüne Gemüse waschen und putzen oder schälen: Grüne Bohnen halbieren oder dritteln, Kohlrabi würfeln, Zucchini längs halbieren und in Scheiben schneiden. Zwiebel und Knoblauch schälen und fein würfeln.

2 Das Öl erhitzen, Zwiebel und Knoblauch darin kurz andünsten. Bohnen, Kohlrabi und Zucchini dazugeben und bei mittlerer Hitze 3 Minuten dünsten. Die Brühe dazugießen, aufkochen und zugedeckt bei milder Hitze 10–12 Minuten kochen lassen.

3 Den Mozzarella würfeln, mit den abgetropften Bohnenkernen in die Suppe geben, kurz erhitzen. Mit Salz und Pfeffer würzen.

4 Das Pesto vor dem Servieren einrühren. Basilikum abzupfen, grob hacken und aufstreuen.

BEILAGENEMPFEHLUNG: Vollkornbrot.

VARIANTE: Statt der oben aufgeführten grünen Gemüse können Sie auch andere Low-Carb-Gemüsesorten für die Suppe verwenden, köstlich sind zum Beispiel auch grüner Spargel, Zuckerschoten, Mangold, Wirsing und Blattspinat.

Bohnenpfanne mit Austernpilzen

10 Carbs | 15 Eiweiß

100 g grüne Bohnen ◆ *Salz* ◆ *150 g Austernpilze* ◆ *1 kleine rote Zwiebel* ◆ *1 kleine Knoblauchzehe* ◆ *1 EL Olivenöl* ◆ *3 EL Gemüsebrühe* ◆ *2 EL saure Sahne* ◆ *schwarzer Pfeffer* ◆ *2 TL Pinienkerne* ◆ *1 EL gehackte Petersilie*

Zubereitung: 30 Minuten

1 Die Bohnen putzen und in Salzwasser 8 Minuten garen, dann abschrecken und halbieren.

2 Inzwischen die Austernpilze abreiben, putzen und grob zerteilen. Die Zwiebel schälen und in Streifen schneiden, die Knoblauchzehe pellen und fein hacken.

3 Das Öl in einer Pfanne erhitzen, Zwiebel und Knoblauch darin kurz andünsten. Bohnen und Austernpilze dazugeben und bei mittlerer Hitze unter Rühren 3 bis 4 Minuten lang braten. Mit der Brühe ablöschen, verdampfen lassen.

4 Pfanne vom Herd nehmen, saure Sahne unterrühren. Mit Salz und Pfeffer würzen. Die Pinienkerne und Petersilie aufstreuen.

Beilagenempfehlung: Pellkartoffeln

VARIANTE: Andere Pilze gefällig? Champignons oder Egerlinge passen ebenso gut.

Panierte Kohlrabischeiben
mit Schnittlauchquark

10 Carbs | 30 Eiweiß

1 kleiner Kohlrabi (ca. 250 g) ◆ Salz ◆ schwarzer Pfeffer ◆ 1 EL Weizenvollkornmehl ◆ 1 Ei ◆ 1 EL geriebener Parmesan ◆ 1 ½ EL gemahlene Mandeln ◆ 1 EL Rapsöl ◆ 100 g Magerquark ◆ 2 EL Milch ◆ 1 TL Zitronensaft ◆ 6 Schnittlauchhalme ◆ 1 Zitronenschnitz

Zubereitung: 25 Minuten

1 Den Kohlrabi schälen, halbieren und in 1 cm dicke Scheiben schneiden. In Salzwasser 7 Minuten kochen, dann abgießen, dabei 6 EL Kochsud auffangen. Kohlrabi trockentupfen, salzen und pfeffern.

2 Die Kohlrabischeiben zuerst in dem Mehl wenden, dann im verquirlten Ei und in einer Mischung aus Parmesan und Mandeln wälzen.

3 Das Öl in einer Pfanne erhitzen, die Kohlrabischeiben darin bei mittlerer Hitze auf beiden Seiten in 5 bis 6 Minuten goldbraun braten.

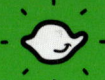

4 Inzwischen den Quark mit der Milch, dem Zitronensaft, Salz und Pfeffer verrühren. Schnittlauch waschen, fein schneiden und unterrühren. Mit den Kohlrabischeiben und dem Zitronenschnitz anrichten.

VARIANTE: Wie wär's zur Abwechslung mit Knollensellerie statt Kohlrabi?

HAUPTSACHE QUICKIES

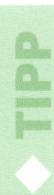

Keine Lust auf große Küche, keine Lust auf abwiegen und denken? Das alles gibt's zum Low-Carb-Tarif – kombiniert mit einer kleinen Portion Beilage von Seite 86.

◆ 1 Putenschnitzel oder Hähnchenfilet in die Pfanne geben, großer Teller Salat dazu. C 5/E 40*

◆ Low-Carb-Gemüse aus der Tiefkühltruhe, zum Beispiel Blumenkohl, grüne Bohnen oder Pfannengemüse (falls Fertigsauce dabei, weg damit) plus zwei Spiegeleier oder gedünstetes Fischfilet. C 5/E 15–30

◆ Rührei von 2 Eiern mit 1 fein gewürfelten Zwiebel, dazu 2 Tomaten und 1 grüne Paprikaschote. C 10/E 20

◆ 100 g Champignons putzen, halbieren oder vierteln, in 1 EL Olivenöl dünsten, mit 2 TL Aceto balsamico, Salz und Pfeffer marinieren. C 1/E 5

◆ Tiefkühl-Pfannengemüse dünsten, mit 100 g Mozzarella-Scheiben belegen, zugedeckt schmelzen. C 5/E 20

◆ 50 g weiße Bohnen (aus der Dose) mit 1 kleinen, gewürfelten Zwiebel und 2 geachtelten Tomaten dünsten, dazu 1 Scheibe Feta. C 15/E 15

◆ 150 g Zucchinischeiben in Olivenöl braten, dazu 300 g Naturjoghurt mit Zitronensaft, Salz und Pfeffer. C 15/E 10

◆ 250 g Salatgurke würfeln, zusammen mit $^1/_2$ Zwiebel dünsten, dazu 1 EL Schmand (oder saure Sahne) und 100 g Räucherlachs. C 5/E 20

◆ 150 g Hähnchenbrust ohne Haut, dazu ein gemischter Salat. C 5/E 40

◆ Ja, geht auch mal: 2 Wienerle mit einer großen Schüssel Salat oder viel Gemüse. C 10/E 15

◆ 150 g Tiefkühl-Fisch mit Tomaten und Kräutern dünsten. C 10/E 30

◆ 150 g Lachsfilet braten, dazu Tiefkühl-Blattspinat dünsten. C 1/E 35

◆ 150 g Sauerkraut dünsten, dazu geräucherter Tofu. C 5/E 15

◆ Gehackte Tomaten (Dose) pürieren und erhitzen, dazu Salz, Pfeffer, 1 Päckchen gemischte Tiefkühl-Kräuter und 1 EL Crème fraîche. 150 g Schollenfilet oder Putenschnitzel braten. C 5/E 30–35

◆ 1 kleine Dose Thunfisch mit 200 g passierten Tomaten, Salz und Pfeffer erhitzen. C 10/E 15

◆ Gemüse aus der Gefriertruhe mit Gemüsebrühe dünsten, pürieren, dazu 1 Handvoll Garnelen. C 5/E 15

* C = Carbs, E = Eiweiß

Asia-Ratatouille

10 Carbs | 20 Eiweiß

*¹/₂ Aubergine (ca. 150 g) ◆ 100 g Zucchini ◆ 2 Tomaten ◆
1 kleine weiße Zwiebel ◆ 1 haselnussgroßes Stück Ingwer ◆
1 kleine Knoblauchzehe ◆ 3 TL Rapsöl ◆ 1 TL Tomatenmark ◆
1 EL Sojasauce ◆ Salz ◆ schwarzer Pfeffer ◆ 100 g Räuchertofu ◆ ¹/₄ TL Sambal oelek ◆ 4 Zweige Koriandergrün oder
Petersilie ◆ 100 g Räuchertofu*

Zubereitung: 30 Minuten

1 Die Aubergine waschen, vom Blütenansatz befreien und in
2 cm große Würfel schneiden.

Zucchini waschen, putzen, längs halbieren, in Scheiben schneiden.

Tomaten waschen und grob würfeln. Zwiebel, Ingwer und
Knoblauch schälen und fein hacken.

2 In einem breiten Topf 2 TL Öl erhitzen. Zwiebel, Ingwer
und Knoblauch darin kurz andünsten.

Auberginen und Zucchini dazugeben und unter Wenden 3 Minuten dünsten.

Tomatenmark einrühren, Tomaten zufügen. Mit Sojasauce,
Salz und Pfeffer würzen.

Aufkochen und zugedeckt bei milder Hitze 10 Minuten schmoren lassen.

3 Inzwischen den Tofu in 1 TL Öl beidseitig 2 bis 3 Minuten
braten.

4 Das Gemüse mit Sambal oelek scharf abschmecken. Korian-
der- oder Petersilienblätter abzupfen und grob hacken. Auf das
Gemüse streuen. Den Tofu dazu servieren.

BEILAGENEMPFEHLUNG: Vollkornreis oder -nudeln.

Thunfisch-Paprika-Sauce

5 Carbs | 15 Eiweiß

*1 kleine weiße Zwiebel ◆ 1 rote oder gelbe Paprikaschote ◆
1 kleine Dose Thunfisch im eigenen Saft (60 g Abtropfgewicht) ◆
1 EL Olivenöl ◆ 6 EL Gemüsebrühe ◆ Salz ◆ schwarzer Pfeffer ◆
1 TL gehackter Thymian (frisch oder getrocknet) ◆ 4 Basilikumblätter*

Zubereitung: 20 Minuten

1 Zwiebel schälen und in feine Streifen schneiden. Paprika waschen, halbieren und putzen, in kleine Würfel schneiden. Thunfisch abtropfen lassen und grob zerpflücken.

2 Das Öl in einer Pfanne erhitzen, Zwiebel und Paprika darin 3 Minuten andünsten. Die Brühe dazugießen, mit Salz, Pfeffer und Thymian würzen. Zugedeckt bei milder Hitze 5 Minuten dünsten.

3 Thunfisch hinzufügen, erhitzen. Basilikumblätter grob hacken und untermischen.

BEILAGENEMPFEHLUNG: Vollkornnudeln (zum Beispiel Penne).

TIPP: Die Nudeln mit 2 EL Nudelkochwasser unter die Sauce mischen.

Limetten-Dorade im Lauchbett

10 Carbs | 35 Eiweiß

*1 Dorade (ca. 300 g) ◆ 1 Limette ◆ Salz ◆ schwarzer Pfeffer ◆
2 Knoblauchzehen ◆ 1Stange Lauch (ca. 300 g) ◆ 1 kleine
Fleischtomate ◆ 3 Zweige Petersilie ◆ 6 EL trockener Weißwein ◆ 100 ml Gemüsebrühe ◆ 1 EL Olivenöl*

Zubereitung: 20 Minuten | Garzeit: 25 Minuten

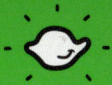

1 Den Fisch kalt abspülen, trockentupfen und auf beiden Seiten zwei- bis dreimal schräg einschneiden. Innen und außen mit 1 EL Limettensaft beträufeln, salzen und pfeffern. 1 Knoblauchzehe schälen und längs halbieren, 2 Limettenscheiben abschneiden, in die Bauchhöhle stecken.

2 Den Backofen auf 200° (Umluft 180°) vorheizen. Den Lauch waschen, putzen und in sehr feine Ringe schneiden. Die Tomate überbrühen, abschrecken, häuten und entkernen, grob würfeln. Petersilie waschen, trockenschütteln, von den Stängeln zupfen und fein hacken.

3 Lauch, Tomaten und Petersilie mit der übrigen zerdrückten Knoblauchzehe vermischen, salzen und pfeffern. In eine ofenfeste Form geben, Wein und Brühe dazugießen.

4 Dorade darauf legen und mit Öl beträufeln. Im Ofen (Mitte) 20 bis 25 Minuten garen. Falls nötig, mit Alufolie abdecken.

BEILAGENEMPFEHLUNG: Pellkartoffeln.

Fischtopf mit Dill

15 Carbs | 30 Eiweiß

120 g Fischfilet (zum Beispiel Rotbarsch, Kabeljau) ◆ *1 TL Zitronensaft* ◆ *Salz* ◆ *schwarzer Pfeffer* ◆ *1 kleine Zwiebel* ◆ *1 kleine Möhre (ca. 50 g)* ◆ *1 dünne Stange Lauch* ◆ *1 EL Olivenöl* ◆ *$\frac{1}{8}$ l Gemüsebrühe* ◆ *$\frac{1}{8}$ l Milch* ◆ *4 Zweige Dill*

Zubereitung: 30 Minuten

1 Das Fischfilet waschen, trockentupfen und in mundgerechte Stücke schneiden. Mit dem Zitronensaft, Salz und Pfeffer würzen. Zwiebel, Möhre und Lauch schälen oder putzen und in kleine Würfel schneiden.

2 Das Öl erhitzen, die Zwiebel darin glasig dünsten. Möhre und Lauch dazugeben und kurz andünsten. Mit der Brühe und der Milch aufgießen, aufkochen und bei milder Hitze zugedeckt 10 Minuten kochen lassen.

3 Den Fisch in die Suppe einlegen und bei aufgelegtem Deckel 5 Minuten ziehen lassen. Mit Salz und Pfeffer abschmecken. Den Dill waschen, trockenschütteln, abzupfen und aufstreuen.

BEILAGENEMPFEHLUNG: Wer mag, kann eine Kartoffel (80 g), geschält und klein gewürfelt, mit dem Lauch und den Möhren dazugeben: macht 15 Carbs mehr. Oder Roggen-Sauerteigbrot dazu essen.

Kabeljau mit Gurken-Kapern-Sauce

10 Carbs | 35 Eiweiß

150 g Kabeljaufilet ◆ 2 TL Zitronensaft ◆ Salz ◆ schwarzer Pfeffer ◆ 2 TL Weizenvollkornmehl ◆ 1 kleine Gurke (ca. 150 g) ◆ 1 Schalotte ◆ ½ Bund Dill ◆ 3 TL Rapsöl ◆ 100 ml Gemüsebrühe ◆ 1 EL Schmand (oder saure Sahne) ◆ 2 TL Kapern

Zubereitung: 30 Minuten

1 Das Fischfilet waschen, trockentupfen, mit dem Zitronensaft, Salz und Pfeffer würzen. Auf beiden Seiten in dem Mehl wenden.

2 Die Gurke putzen, schälen, längs halbieren und entkernen. Das Gurkenfleisch in kleine Würfel schneiden. Die Schalotte schälen und fein hacken. Den Dill abbrausen, abzupfen und fein schneiden.

3 In einer Pfanne 2 TL Öl erhitzen, das Fischfilet darin bei mittlerer Hitze unter Wenden in 6 Minuten goldbraun braten. Herausnehmen und warm stellen.

4 1 TL Öl in der Pfanne erhitzen, Schalotte und Gurken kurz andünsten. Die Brühe dazugießen und bei mittlerer Hitze in 5 Minuten auf die Hälfte einkochen lassen. Schmand, Kapern

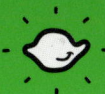

und Dill einrühren. Mit Salz und Pfeffer abschmecken. Den Kabeljau mit der Gurken-Kapern-Sauce servieren.

BEILAGENEMPFEHLUNG: Pellkartoffeln.

Schollenfilets mit Fenchel-Nuss-Kruste

5 Carbs | 40 Eiweiß

150 g Schollenfilets ◆ *Salz* ◆ *schwarzer Pfeffer* ◆ *1 Fenchel-knolle mit Grün (ca. 250 g)* ◆ *4 Walnusskerne* ◆ *½ Bio-Zitrone* ◆ *4 TL Olivenöl*

Zubereitung: 25 Minuten

1 Die Schollenfilets waschen, trockentupfen, salzen und pfeffern. Nebeneinander in eine kleine ofenfeste Form legen.

2 Den Backofen auf 200° (Umluft 180°) vorheizen. Vom Fenchel das Grün abschneiden und beiseite legen, die Knolle halbieren, putzen und in sehr dünne Scheiben schneiden. In kochendem Salzwasser 10 Minuten kochen, dann abtropfen lassen und trockentupfen.

3 Die Nüsse und das Fenchelgrün fein hacken. Die Zitrone heiß waschen, abtrocknen und die Schale abreiben. Nüsse, Fenchelgrün und Zitronenschale vermischen, über den Fischfilets verteilen und mit 2 TL Olivenöl beträufeln. Im heißen Ofen (Mitte) etwa 8 Minuten dünsten.

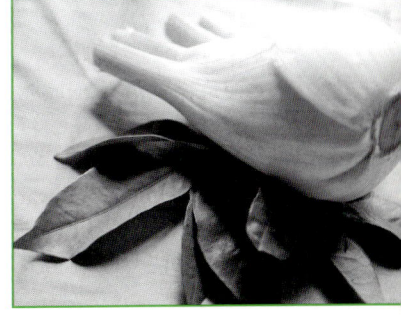

4 Gleichzeitig weitere 2 TL Öl in einer großen Pfanne erhitzen, die Fenchelscheiben darin auf beiden Seiten goldbraun braten. Mit den Schollenfilets anrichten.

BEILAGENEMPFEHLUNG: Pellkartoffeln.

VARIANTE: Besonders fein wird das Gericht, wenn Sie statt der Schollenfilets 2 Seezungenfilets von je 80 g verwenden.

Geschmorte Calamares in Tomatensauce

10 Carbs ⏐ 30 Eiweiß

150 g kleine, küchenfertige Calamares (Tintenfische) ◆ 1 kleine Knoblauchzehe ◆ 3 TL Olivenöl ◆ ½ TL edelsüßes Paprikapulver ◆ 5 Zweige Petersilie ◆ 1 TL gehackter Rosmarin ◆ 250 g Tomaten ◆ 1 Schalotte ◆ Salz ◆ schwarzer Pfeffer ◆ 1–2 TL Zitronensaft

Zubereitung: 30 Minuten ⏐ Marinierzeit: 30 Minuten

1 Die Tintenfische waschen, trockentupfen und klein schneiden. Die Knoblauchzehe schälen und zerdrücken. Mit 2 TL Öl und dem Paprikapulver verrühren. Petersilie waschen, Blätter abzupfen, die Hälfte fein hacken und mit dem Rosmarin untermischen. Die Tintenfische in der Marinade wenden und 30 Minuten ziehen lassen.

2 Tomaten überbrühen, häuten, entkernen und würfeln. Schalotte schälen und fein hacken.

3 1 TL Öl erhitzen, Schalotte darin glasig dünsten. Tomaten dazugeben, leicht salzen und pfeffern. Tintenfische samt der Marinade einrühren, aufkochen und zugedeckt bei milder Hitze 10 Minuten sanft schmoren lassen. Mit Salz, Pfeffer und Zitronensaft abschmecken. Übrige Petersilie hacken und aufstreuen.

BEILAGENEMPFEHLUNG: Naturreis.

Paprikaschote mit Pangasius-Füllung

5 Carbs | 35 Eiweiß

2 rote oder gelbe Spitzpaprika (ca. 180 g) ◆ 120 g Pangasius-filet ◆ 1 Frühlingszwiebel ◆ 1 Zweig Basilikum ◆ 3 TL Oliven-öl ◆ 1 EL geriebener Emmentaler ◆ Salz ◆ schwarzer Pfeffer ◆ 100 ml Gemüsebrühe ◆ 1 EL Schmand (oder saure Sahne)

Zubereitung: 25 Minuten

1 Die Paprikaschoten waschen, längs halbieren, Samen und Trennwände herausschneiden. Fischfilet waschen, trockentupfen und in kleine Würfel schneiden. Die Frühlingszwiebel waschen, putzen und in feine Scheiben schneiden. Basilikumblätter abzupfen und grob hacken.

2 Den Backofen auf 200° (Umluft 180°) vorheizen. Das Fischfilet mit Frühlingszwiebeln, Basilikum, 2 TL Öl und Käse vorsichtig vermischen, salzen und pfeffern. Die Masse in die Paprikaschoten füllen, mit 1 TL Öl beträufeln. In eine Gratinform setzen, die Brühe angießen und 10 bis 15 Minuten (2. Schiene von unten) garen.

3 Vom Sud 3 EL abnehmen und mit dem Schmand verrühren, zu den gefüllten Paprikaschoten servieren.

Involtini mit Pinienkern-Spinat

2 Carbs | 30 Eiweiß

1 dünnes Kalbsschnitzel (ca. 80 g) ◆ Salz ◆ schwarzer Pfeffer ◆ 1 Scheibe Lachsschinken ◆ 1 Salbeiblatt ◆ 250 g grober Spinat ◆ 1 Schalotte ◆ 1 kleine Knoblauchzehe ◆ 4 TL Oliven-öl ◆ 2 TL Pinienkerne

Zubereitung: 30 Minuten

1 Das Schnitzel waschen, trockentupfen, beidseitig salzen und pfeffern. Mit Schinken und Salbei belegen. Wie eine Roulade einrollen, mit einem Holzstäbchen zustecken.

2 Den Spinat putzen, gründlich waschen und abtropfen lassen. Schalotte und Knoblauch schälen, fein würfeln.

3 In einem breiten Topf 2 TL Öl heiß werden lassen, die Pinienkerne darin goldbraun rösten, dann Schalotte und Knoblauch dazugeben und kurz mitdünsten. Spinat hinzufügen, Deckel auflegen und 3 bis 4 Minuten dünsten, bis er zusammengefallen ist. Mit Salz und Pfeffer kräftig abschmecken.

4 Gleichzeitig 2 TL Öl in einer Pfanne erhitzen, das Kalbsröllchen darin bei mittlerer Hitze in 5 Minuten rundum braun anbraten. Mit 5 EL Wasser ablöschen und zugedeckt noch 5 Minuten bei milder Hitze schmoren lassen. Mit dem Spinat servieren.

BEILAGENEMPFEHLUNG: Vollkornbrötchen oder -baguette.

TIPP: Den Spinat zusätzlich mit $\frac{1}{2}$ kleinen roten, fein gewürfelten Chilischote schärfen.

Hähnchen-Gemüse-Pfanne

5 Carbs | 30 Eiweiß

100 g Hähnchenfilet ◆ *1 kleine Knoblauchzehe* ◆ *schwarzer Pfeffer* ◆ *3 TL Olivenöl* ◆ *1 getrocknete Tomate* ◆ *100 g kleine Egerlinge oder Champignons* ◆ *150 g Brokkoli* ◆ *Salz* ◆ *1 EL Zitronensaft* ◆ *1 TL Aceto balsamico* ◆ *6 EL Gemüsebrühe* ◆ *2 TL gehackte Haselnüsse*

Zubereitung: 30 Minuten

1 Das Hähnchenfilet waschen, trockentupfen und in feine Streifen schneiden. Knoblauch schälen und zerdrücken.

Mit Pfeffer und 1 TL Öl verrühren und das Fleisch darin wenden.

2 Die Tomate in feine Streifen schneiden. Die Pilze putzen, abreiben und halbieren. Den Brokkoli waschen, putzen und in Röschen zerteilen, Stiele fein hacken.

3 2 TL Öl in einer Pfanne erhitzen, das Fleisch darin in 3 Minuten goldbraun braten, herausnehmen, mit Salz und Zitronensaft würzen.

4 Anschließend die Pilze und Brokkoliröschen im heißen Öl unter Wenden 5 Minuten braten. Tomatenstreifen dazugeben, mit dem Balsamessig und der Brühe ablöschen, salzen und pfeffern. Zugedeckt bei mittlerer Hitze 5 Minuten schmoren lassen.

5 Die Hähnchenstreifen hinzufügen, mit den Nüssen bestreuen.

BEILAGENEMPFEHLUNG: Vollkornreis.

Lammfilet auf Linsen-Tomaten-Gemüse

10 Carbs | 30 Eiweiß

40 g Puy-Linsen ◆ Salz ◆ 2 kleine Lammfilets (ca. 100 g) ◆ 1 TL Olivenöl ◆ 1 kleine Knoblauchzehe ◆ 1 TL gehackter Thymian ◆ schwarzer Pfeffer ◆ 2 kleine Tomaten ◆ 1 EL Aceto balsamico ◆ 4 Schnittlauchhalme

Zubereitung: 25 Minuten

1 Die Linsen in Salzwasser in 15 bis 20 Minuten weich kochen, dann abgießen und gut abtropfen lassen.

2 Die Lammfilets waschen und trockentupfen. Das Öl mit der geschälten und zerdrückten Knoblauchzehe, Thymian, Salz und Pfeffer vermischen. Fleisch damit rundherum einpinseln. Tomaten waschen und achteln.

3 Eine Pfanne stark erhitzen, das Lammfilet darin in 5 bis 7 Minuten rundherum braun anbraten. Herausnehmen, in Alufolie wickeln und ziehen lassen.

4 Den Bratensatz mit dem Balsamessig ablöschen, die Linsen und Tomaten dazugeben, salzen und pfeffern. Den gezogenen Fleischsaft dazugießen.

5 Den Schnittlauch abbrausen, trockenschütteln und fein schneiden, auf das Gemüse streuen. Das Lammfilet schräg in Scheiben schneiden und dazu servieren.

Tofu-Wok mit Zuckerschoten

5 Carbs | 25 Eiweiß

100 g Tofu ◆ *1 EL Zitronensaft* ◆ *2 EL helle Sojasauce* ◆
2 TL ungeschälter Sesam ◆ *75 g Zuckerschoten* ◆
100 g frische Mungobohnensprossen ◆ *2 Frühlingszwiebeln* ◆
1 Knoblauchzehe ◆ *6 EL Gemüsebrühe* ◆ *1 TL dunkles*
Sesamöl ◆ *schwarzer Pfeffer* ◆ *1 EL Rapsöl* ◆*1 g pflanzliches*
Bindemittel (Reformhaus)

Zubereitung: 30 Min.

1 Den Tofu in Würfel schneiden, mit dem Zitronensaft und 1 EL Sojasauce beträufeln, ziehen lassen.

2 Den Sesam in einer Pfanne ohne Fett goldbraun rösten, vom Herd nehmen und beiseite stellen.

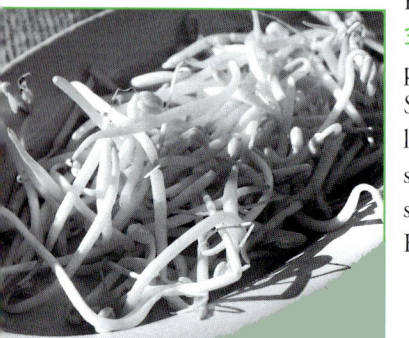

3 Die Zuckerschoten waschen und putzen. Die Sprossen in einem Sieb abbrausen und gut abtropfen lassen. Die Frühlingszwiebeln waschen, putzen und in 4 cm Stücke schneiden, dann längs vierteln. Knoblauch pellen und fein würfeln.

Brühe mit der übrigen Sojasauce, Sesamöl und Pfeffer ver-rühren.

4 Das Öl in einem Wok oder in einer Pfanne erhitzen, den ab-getropften Tofu unter Rühren 2–3 Minuten goldbraun braten, herausnehmen. Frühlingszwiebeln, Knoblauch, Zuckerschoten und Sprossen dazugeben und unter ständigem Rühren 3 Minu-ten pfannenrühren. Würzsauce und übrige Marinade angießen, Bindemittel einrühren und alles noch 3 Minuten bei milder Hitze kochen lassen, pfeffern. Den Tofu kurz mit erhitzen, den Sesam aufstreuen.

BEILAGENEMPFEHLUNG: Vollkornreis.

VARIANTE: Statt Tofu 80 g Hähnchenfilet nehmen.

Brokkoli-Curry mit Cashewkernen

0 Carbs | 25 Eiweiß

1 haselnussgroßes Stück Ingwer ◆ *1 kleine Knoblauchzehe* ◆ *1 Schalotte* ◆ *200 g Brokkoli* ◆ *1 kleine rote Paprikaschote* ◆ *1 EL Rapsöl* ◆ *1 TL rote Currypaste (Asienregal)* ◆ *100 ml Soja-drink* ◆ *50 g ungesüßte Kokosmilch (Dose)* ◆ *Salz* ◆ *schwarzer Pfeffer* ◆ *1–2 TL Limettensaft* ◆ *5 Cashewkerne* ◆ *1 EL Korian-der- oder Petersilienblätter*

Zubereitung: 30 Min.

1 Ingwer, Knoblauch und Schalotte schälen und fein würfeln. Brokkoli waschen, putzen und in Röschen teilen. Paprika hal-bieren, Stielansätze, Kerne und Trennwände entfernen, Hälften waschen und in Streifen schneiden.

2 Das Öl im Wok oder in einer schweren Pfanne erhitzen. Ing-wer, Knoblauch und Schalotten darin kurz anbraten. Brokkoli

und Paprika dazugeben und unter Rühren 3 Minuten pfannenrühren. Currypaste einrühren, kurz mitbraten. Sojadrink und
Kokosmilch verrühren, angießen. Aufkochen und alles zugedeckt bei mittlerer Hitze in 5 Minuten bissfest garen. Mit Salz,
Pfeffer und Limettensaft abschmecken.

3 Die Cashewkerne grob hacken und mit den Koriander- oder
Petersilienblättern aufstreuen.

BEILAGENEMPFEHLUNG: Basmati-Naturreis.

Gefüllter Avocado-Pfannkuchen

5 Carbs | 25 Eiweiß

*2 EL feines Dinkelvollkornmehl ◆ 6 EL Milch ◆ 1 kleines
Ei ◆ Salz ◆ schwarzer Pfeffer ◆ 1/2 reife Avocado ◆ 2 TL Zitronensaft ◆ 150 g Quarkcreme (0,2% Fett) ◆ 1 kleine Tomate ◆
3 Zweige Koriandergrün oder Petersilie ◆ 1 TL Olivenöl*

Zubereitung: 30 Min.

1 Das Mehl mit der Milch, dem Ei, Salz und Pfeffer verrühren,
15 Minuten ruhen lassen.

2 Inzwischen die Avocado schälen, den Stein entfernen und
die Fruchthälfte halbieren. Eine Hälfte klein würfeln, den
Rest mit 1 TL Zitronensaft und 1 EL Quarkcreme mit einer
Gabel zerdrücken, mit Salz und Pfeffer würzen. Die Avoca-
dowürfel unterheben. Die Tomate waschen, vierteln, entkernen und in kleine Würfel schneiden. Das Koriandergrün oder
die Petersilie abbrausen, trockenschütteln, abzupfen und grob
hacken.

3 Das Öl in einer mittelgroßen Pfanne erhitzen. Den Teig hineingießen und unter einmaligem Wenden 3–4 Minuten braten.

4 Die Avocado-Mischung auf dem Pfannkuchen verteilen, mit

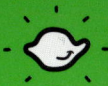

Tomaten und Kräutern belegen, zusammenrollen. Sofort servieren. Dazu die übrige Quarkcreme essen.

BEILAGENEMPFEHLUNG: keine

BÜRO-TIPP: Den gefüllten Pfannkuchen abgedeckt kalt stellen und mit an den Arbeitsplatz nehmen. Dazu schräg durchschneiden und mit einer Papierserviette aus der Hand essen.

Muscheln im Safransud

0 Carbs | 17 Eiweiß

400 g frische Miesmuscheln ◆ 1 kleine Möhre ◆ 1 dünne Stange Staudensellerie ◆ 1 Frühlingszwiebel ◆ 1 Knoblauchzehe ◆ $\frac{1}{8}$ l trockener Weißwein ◆ $\frac{1}{8}$ l Fischfond (Glas) ◆ 1 getrocknete rote Chilischote ◆ 1 Tütchen Safranfäden (0,1 g) ◆ 2 TL Olivenöl ◆ Salz ◆ schwarzer Pfeffer ◆ 1 EL gehackte Petersilie

Zubereitung: 30 Min.

1 Die Muscheln unter fließend kaltem Wasser gründlich waschen. Geöffnete Muscheln wegwerfen. Möhre schälen und schräg in dünne Scheiben schneiden. Sellerie und Frühlingszwiebel waschen, putzen und fein schneiden. Knoblauch pellen und hacken.

2 In einem breiten Topf den Wein und Fond aufkochen. Chilischote, Safran, Knoblauch und Gemüse hinzufügen, bei milder Hitze zugedeckt 5 Minuten kochen lassen.

3 Die Muscheln und das Öl in den Sud geben. Den Deckel auflegen und weitere 10 Minuten garen, bis die Muscheln geöffnet sind.

4 Die Muscheln herausheben und auf einen tiefen Teller geben. Den Sud mit Salz und Pfeffer abschmecken, über die Muscheln gießen. Das Ganze mit gehackter Petersilie bestreuen. Wichtig: geschlossene Muscheln entfernen.

BEILAGENEMPFEHLUNG: Vollkornbrot.

Putenschnitzel mit Feigen-Oliven-Salsa

5–10 Carbs | 25 Eiweiß

2 frische blaue Feigen (ca. 80 g) ◆ *1 kleine Schalotte* ◆
6 schwarze Oliven ◆ *4 Zweige Petersilie* ◆ *1 EL Zitronensaft* ◆
1 kleines Putenschnitzel (ca. 100 g) ◆ *schwarzer Pfeffer* ◆
2 TL Olivenöl ◆ *Salz* ◆ *1 Zitronenschnitz*

Zubereitung: 25 Min.

1 Die Feigen waschen, behutsam trockentupfen und in kleine Würfel schneiden. Die Schalotte abziehen, das Olivenfleisch vom Stein schneiden und beides fein würfeln. Petersilie waschen, trockenschütteln, abzupfen und fein hacken.

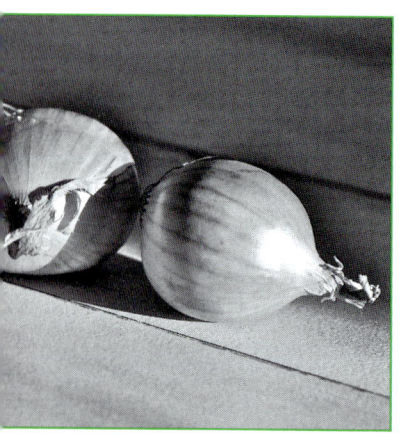

2 Die Feigen, Schalotten, Oliven und Petersilie vermischen, mit dem Zitronensaft würzen.

3 Das Putenschnitzel waschen und trockentupfen, auf beiden Seiten pfeffern. Das Öl in einer kleinen Pfanne erhitzen, das Fleisch darin von beiden Seiten je 3–4 Minuten braten. Salzen und mit der Feigen-Salsa und dem Zitronenschnitz anrichten.

BEILAGENEMPFEHLUNG: Naturreis.

Rehfilet mit Preiselbeer-Sauce

5 Carbs | 30 Eiweiß

100 g Rehrückenfilet ◆ 4 TL Olivenöl ◆ 1 TL gehackter Thymian (frisch oder getrocknet) ◆ Salz ◆ schwarzer Pfeffer ◆ 1 kleine rote Zwiebel ◆ 1 kleine Knoblauchzehe ◆ 100 g Knollensellerie ◆ 150 ml trockener Rotwein ◆ 60 g frische Preiselbeeren ◆ ½ TL flüssiger Akazienhonig

Zubereitung: 30 Min.

1 Das Rehfilet in zwei gleich große Scheiben schneiden und flachdrücken. Mit einer Marinade aus 2 TL Olivenöl, Thymian, Salz und Pfeffer einreiben. Zwiebel und Knoblauch pellen und fein würfeln. Den Sellerie putzen, schälen und in sehr kleine Würfel schneiden.

2 Eine Pfanne stark erhitzen, die Filetscheiben darin bei mittlerer Hitze auf beiden Seiten in 7–8 Minuten braun braten. Herausnehmen, in Alufolie wickeln und ruhen lassen.

3 Inzwischen das übrige Öl in der Pfanne erhitzen. Zwiebel, Knoblauch und Sellerie darin 2–3 Minuten unter gelegentlichem Wenden dünsten. Den Wein angießen und offen bei starker Hitze 5 Minuten einkochen lassen. Preiselbeeren und Honig dazugeben, noch 2–3 Minuten köcheln, salzen und pfeffern. Den gezogenen Fleischsaft angießen, das Fleisch kurz in der Sauce erhitzen.

BEILAGENEMPFEHLUNG: Naturreis.

VARIANTE: Außerhalb der Saison statt der frischen Preiselbeeren Dunst-Preiselbeeren aus dem Glas aus dem Reformhaus verwenden.

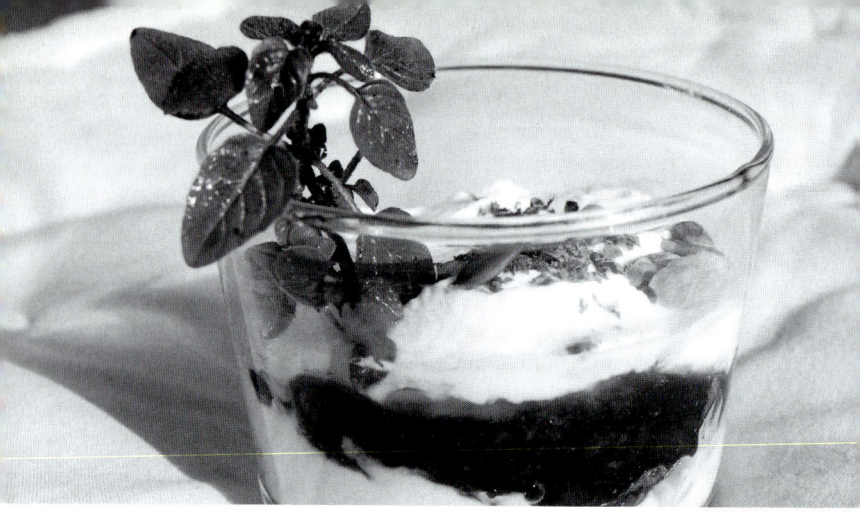

Extra Snackies

Gönnen Sie Ihrem Körper genug insulinfreie Zeit, und halten Sie sich an drei feste Mahlzeiten am Tag. Dazwischen liegen idealerweise drei bis vier Stunden. Sollte Sie zwischendrin der Hunger packen, überbrücken Sie die Zeit mit einem Snack oder Getränk zum Nulltarif – das heißt: unter 10 Carbs. Knabbern Sie frisches Gemüse, ein oder zwei getrocknete Aprikosen oder löffeln Sie ein Low-Carb-Milchprodukt. Und: viel trinken! Das vertreibt den Hunger, lockt kein Insulin, und mit der Zeit trainieren Sie sich die ständige Lust nach Kohlenhydraten ab.

Süße Snackies

Viele süße Snackies taugen auch als Dessert. Hier bleibt alles unter 10 Carbs.

◆ **Erdbeerfrischkäse:** 6 Erdbeeren klein schneiden und mit $^1/_2$ Becher körnigem Frischkäse anrichten.
◆ **Heidelbeermilch:** 2 Hände voll Heidelbeeren mit $^1/_2$ Glas Milch übergießen.

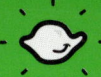

◆ **Pflaumenshake:** 3 getrocknete Soft-Pflaumen mit 100 ml Milch pürieren.

◆ **Aprikosenkefir:** 3 getrocknete Soft-Aprikosen mit 100 g Kefir pürieren.

◆ **Mandarinenjoghurt:** 1 Becher Naturjoghurt mit 1 Mandarine in Spalten verrühren, mit 1 Prise Zimt würzen.

◆ **Beerenjoghurt:** 1 Becher Joghurt mit 1 Handvoll Tiefkühl-Beeren verrühren.

◆ **Beerenquark:** $^1/_2$ Becher Magerquark mit 1 EL Milch glattrühren, 1 Handvoll Beeren (etwa Himbeeren, Johannisbeeren, Erdbeeren, Blaubeeren) und 1 TL Ahornsirup untermischen.

◆ **Apfelquark:** $^1/_2$ Becher Magerquark mit 1 EL Milch, $^1/_2$ geraffeltem Apfel, 1 TL Zitronensaft, 1 TL Apfeldicksaft verrühren.

◆ **Kokos-Apfel:** 1 kleinen Apfel in Spalten schneiden, in 2 EL Kokosraspeln wälzen.

◆ **Birne mit Käse:** 1 kleine Birne mit 25 g zerbröckeltem Roquefort anrichten.

◆ **Kiwisalat:** 1 Kiwi kleinschneiden, mit 1 TL Zitronensaft beträufeln, mit 1 EL Kokosraspeln bestreuen.

◆ **Erbeer-Apfel-Salat:** 1 Handvoll Erdbeeren und $^1/_2$ Apfel klein schneiden, mit 1 TL Zitronensaft beträufeln.

◆ **Himbeer-Buttermilch-Shake:** 1 Handvoll Himbeeren mit $^1/_2$ Glas gut gekühlter Buttermilch mixen.

◆ **Zitronenmolke:** 1 Glas Trinkmolke mit dem Saft von $^1/_2$ Zitrone und $^1/_2$ TL Ahornsirup verrühren.

◆ **Orangen-Soja-Drink:** $^1/_2$ Glas frisch gepressten Orangensaft mit $^1/_2$ Glas Sojadrink verrühren.

◆ **Kiwidrink:** 2 Kiwis mit 1 TL Zitronensaft pürieren, mit Mineralwasser auffüllen.

◆ **Schoko-Soja-Shake:** 1 Riegel Bitterschokolade (10 g) schmelzen, mit 1 Glas Sojadrink verrühren.

Herzhafte Snackies – zum Null-Carbs-Tarif

◆ **Zitronenthunfisch:** 2 EL »Thunfisch im eigenen Saft« zerpflücken, mit 2 TL Zitronensaft beträufeln, salzen und pfeffern.

◆ **Kräuterquark:** 100 g Magerquark mit 2 TL Tiefkühl-Kräutern und 2 gehackten schwarzen Oliven verrühren.

◆ **Gurkenquark :** 1 Minigurke in Scheiben schneiden, mit 2 EL Magerquark oder körnigem Frischkäse vernaschen.

◆ **Radieschendickmilch:** 5 Radieschen in 2 EL Dickmilch mit 2 TL Schnittlauchröllchen tunken.

◆ **Chicorée mit Meerrettichdip:** 6 Blätter Chicorée in $^1/_2$ Becher Joghurt mit 1 TL geriebenem Meerrettich stippen.

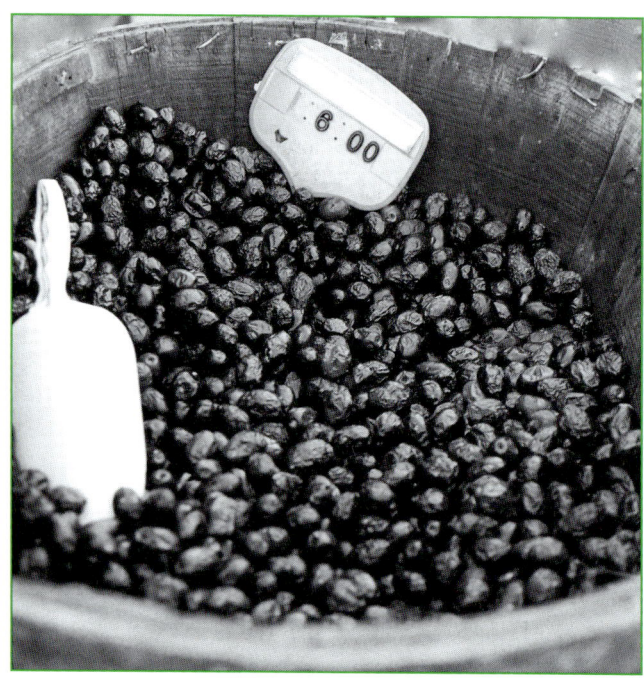

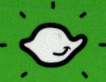

◆ **Paprika mit Fetadip:** 2 EL Magerquark mit 30 g zerdrücktem Feta und 1 TL Tiefkühl-Kräutern verrühren. 1 kleine rote Paprikaschote in Streifen schneiden, zum Stippen nehmen.

◆ **Kohlrabirohkost:** 1 zarten tennisballgroßen Kohlrabi raspeln, mit 2 EL Naturjoghurt und je 1 TL Olivenöl und Obstessig vermischen, salzen und pfeffern. 1 TL Sonnenblumenkerne drüberstreuen.

◆ **Sellerierohkost:** Je 1 größere Spalte Sellerie und Apfel raffeln, mit je 1 TL Zitronensaft, Olivenöl, Salz, Pfeffer mischen.

◆ **Möhren-Nuss-Salat:** 2 kleine Möhren raffeln, mit 3 gehackten Haselnüssen, je 1 TL Öl und Zitronensaft sowie Salz und Pfeffer anmachen.

◆ **Pilzknabberei:** 1 Handvoll kleine weiße Champignons in 1 EL Olivenöl goldbraun braten, salzen und pfeffern, knabbern.

◆ **Gurkensalat:** 100 g Salatgurke in Scheiben anrichten, 30 g Feta darüber bröckeln, salzen und pfeffern.

◆ **Paprika mit Kräuterdip:** 1 kleine rote Paprikaschote in Streifen schneiden. 1 Becher Naturjoghurt mit 1 EL Kräuter-Sojaaufstrich (Reformhaus) verrühren, salzen und pfeffern.

◆ **Fenchelrohkost:** $^{1}/_{2}$ Fenchel raffeln, mit 1 EL Zitronensaft, Salz und Pfeffer würzen.

◆ **Olivenknabberei:** 5 grüne, mit Paprika gefüllte Oliven oder schwarze Oliven knabbern.

◆ **Brühe mit Ei:** $^{1}/_{4}$ l Gemüsebrühe aufkochen, 1 verquirltes Ei einrühren, mit 1 TL Schnittlauch bestreuen.

◆ **Tomatenthunfisch:** 2 EL »Thunfisch im eigenen Saft« mit 1 gewürfelten Tomate, Salz und Pfeffer vermischen.

◆ **Thunfisch-Zwiebel-Joghurt:** 2 EL »Thunfisch im eigenen Saft« mit 2 EL Naturjoghurt und 1 fein geschnittenen Frühlingszwiebel vermischen.

◆ **Gurken-Kefir-Shake:** 100 g Salatgurke mit $^{1}/_{2}$ Glas Kefir und 2 TL Tiefkühl-Dill mixen, salzen und pfeffern.

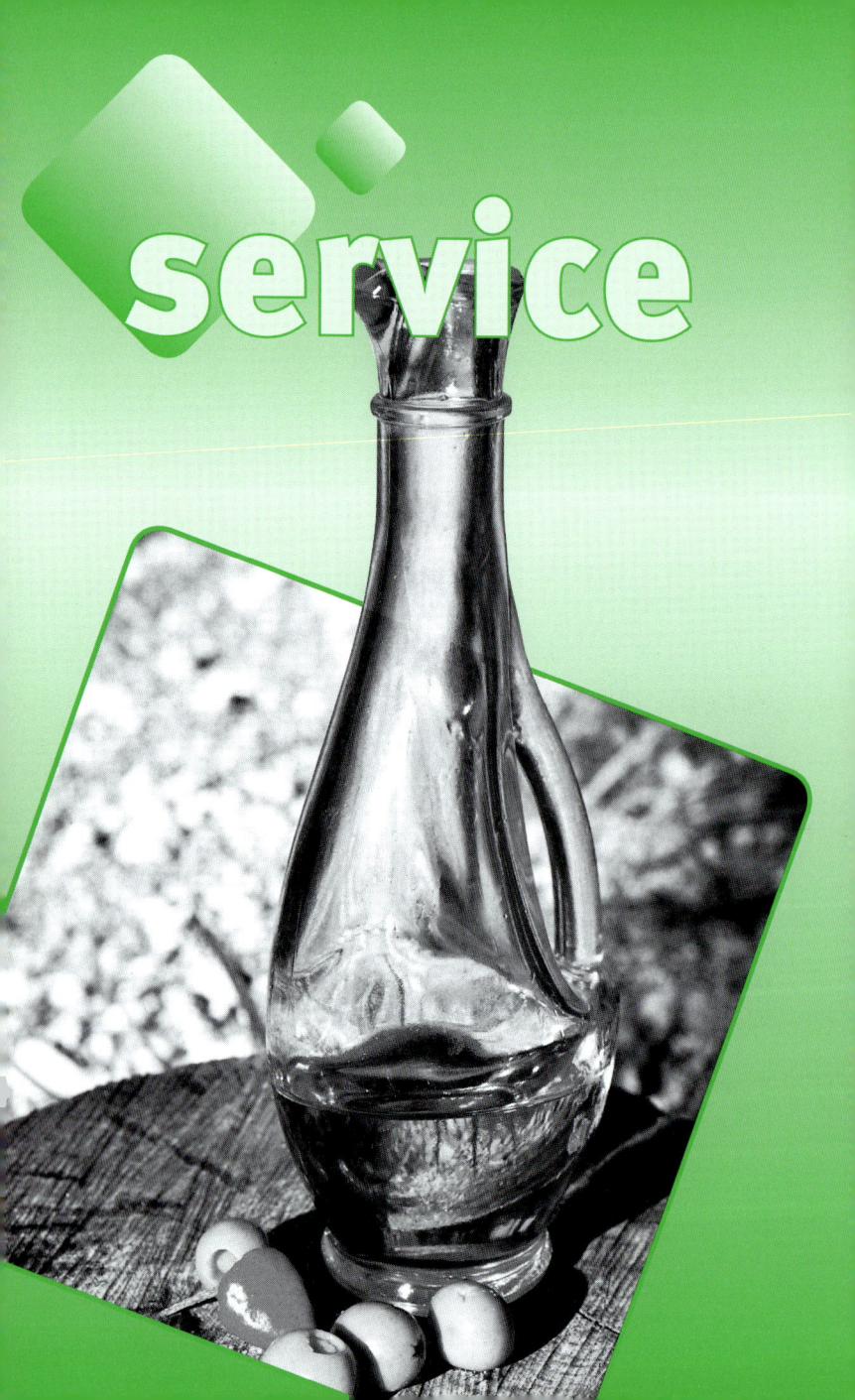

service

Carb-Guide
für unterwegs

- große Carb-100-Tabelle:
  Eiweiß, Fett, Ballaststoffe, Carbs, GLYX
  und GL auf einen Blick

- Carb-100-Einkaufskorb

- Kleine-Sünden-Liste

- Survival-Tipps fürs Restaurant

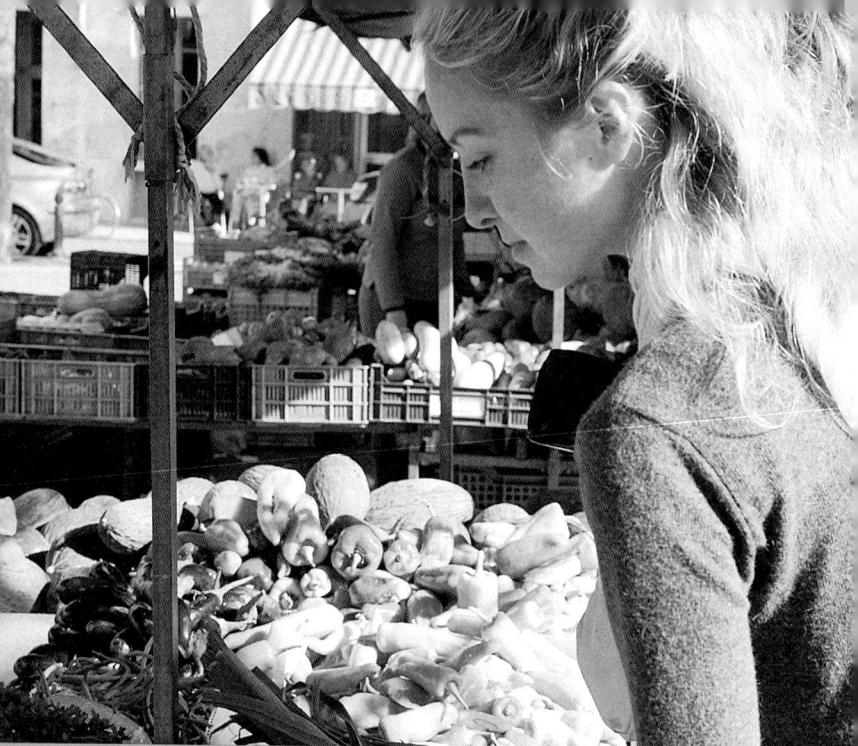

◆◆ Carbs & Co. auf einen Blick

Hier finden Sie – nach Lebensmittelgruppen und alphabetisch geordnet –, was pro Portion im Lebensmittel drinsteckt: Eiweiß, Fett, Ballaststoffe, Carbs (Angaben jeweils in Gramm), GLYX und GL. Zur Erinnerung: GLYX unter 55 hält schlank. Und liegt der GL unter 10, dann ist das Lebensmittel in dieser Portion eine Carb-Sünde wert.

Das bedeutet der Carb-Smiley:

☺ Keine oder kaum Carbs.
Muss nicht gezählt werden.
GLYX-niedrig-Carbs: fließen auf Ihr Carb-Konto.
☹ GLYX-hoch-Carbs oder Carbs kombiniert mit Fett.
Davon nur kleine Mengen genießen.

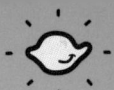

LEBENSMITTEL	PORTION (G)	EIWEISS	FETT	BALLASTSTOFFE	GLYX	GL	CARBS	
Süße und saure Früchte								
Ananas aus der Dose	100	0	0	1	70	14	20	☹
Ananas, frisch	125	1	0	2	65	10	15	☹
1 Apfel, klein	100	0	0	2	40	4	10	☺
5 Apfelringe, getrocknet	25	0	0	3	30	5	15	☺
2 Aprikosen, frisch	50	0	0	1	55	3	5	☺
3 Aprikosen, getrocknet	25	1	0	3	30	3	10	☺
1 Avocado	200	4	47	13	0	0	1	☺
1 Banane, klein, reif	100	1	0	2	60	12	20	☹
1 Banane, klein, etwas grün	100	1	0	2	45	9	20	☺
1 Birne, klein	100	1	0	3	40	4	10	☺
Brombeeren	125	2	1	8	‹ 40	2	5	☺
3 Datteln, getrocknet	25	1	0	2	105	15	15	☹
Erdbeeren	125	1	0,5	3	40	2	5	☺
2 Feigen, frisch	100	1	0,5	2	35	5	15	☺
2 Feigen, getrocknet	40	2	0,9	4	60	15	25	☹
¹/₂ Grapefruit	125	1	0	1	25	3	10	☺
Heidelbeeren	125	1	0,8	6	‹ 40	4	10	☺
Himbeeren	125	2	0	8	‹ 40	2	5	☺
Honigmelone	125	1	0	1	65	10	15	☹
Johannisbeeren, rot	125	1	0	9	‹ 40	4	10	☺
Johannisbeeren, schwarz	125	2	0	9	‹ 40	6	15	☺
¹/₂ Kaki	125	1	0	4	60	12	20	☹
Kirschen, süß	125	1	0	2	65	10	15	☹
Kirschen, sauer	100	1	0	1	20	2	10	☺
1 Kiwi, groß	100	1	0,6	4	55	6	10	☺
1 Mandarine	50	0	0	1	45	2	5	☺
¹/₂ Mango	125	1	0,6	2	55	8	15	☺

◆◆ Carbs & Co. auf einen Blick

LEBENSMITTEL	PORTION (G)	EIWEISS	FETT	BALLASTSTOFFE	GLYX	GL	CARBS	
Mirabellen	100	1	0	2	55	8	15	😐
1 Nektarine	125	1	0	3	40	6	15	😐
Oliven	30	0	4	1	0	0	1	🙂
1 Orange, mittelgroß	150	2	0	3	45	5	10	😐
¹/₂ Papaya	125	1	0	3	60	3	5	🙁
1 Passionsfrucht	50	1	0	0	45	2	5	😐
1 Pfirsich	125	1	0	2	40	4	10	😐
10 Pflaumen, frisch	100	1	0	2	40	4	10	😐
4 Pflaumen, getrocknet	25	1	0	2	30	5	15	😐
2 TL Rosinen	15	0	0	1	65	7	10	🙁
Stachelbeeren	125	1	0	4	‹ 40	4	10	😐
Wassermelone	125	1	0	0	75	8	10	🙁
Weintrauben	125	1	0	2	45	9	20	😐
¹/₂ Zitrone	30	0	0	1	0	0	1	😐

Gemüse, Hülsenfrüchte, Nüsse und Samen

LEBENSMITTEL	PORTION (G)	EIWEISS	FETT	BALLASTSTOFFE	GLYX	GL	CARBS	
Algen, frisch	30	2	0	0	0	0	1	🙂
1 Artischocke, groß	150	4	0	16	15	1	4	🙂
¹/₂ Aubergine, mittelgroß	150	2	0	4	15	1	4	🙂
1 Batate, gegart	150	2	1	5	60	21	35	🙁
Blattsalate	150	2	0	3	15	1	2	🙂
Brokkoli	150	5	0	5	15	1	4	🙂
Edelkastanien (Maroni)	125	3	2	10	65	29	45	🙁
Erbsensuppe a. d. Dose	250	12	13	3	66	20	30	🙁
Erbsen, tiefgekühlt	150	8	0	5	50	10	20	😐
Frühlingszwiebeln, 1 Bund	150	3	0,8	2	15	1	5	🙂
2 Karotten, mittelgroß, gekocht	150	1	0	4	60	6	10	😐
2 Karotten, roh	150	1	0	4	15	2	10	🙂

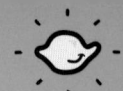

LEBENSMITTEL	PORTION (G)	EIWEISS	FETT	BALLASTSTOFFE	GLYX	GL	CARBS	
Kichererbsen, gegart	150	9	3	6	40	8	20	😐
Kohlgemüse	150	3	0	5	15	1	5	😊
Kürbis	200	3	0,4	2	75	8	10	😟
1 EL Leinsamen	15	4	6	5	0	0	0	😊
Linsen, gegart	150	13	0,8	6	30	8	25	😐
Maiskörner	125	4	1,5	4	60	12	20	😟
Nüsse	30	8	14	3	25	1	2	😊
1 Paprika, grün	150	2	0,7	5	15	1	5	😊
1 Paprika, rot	150	2	0,7	5	15	2	10	😊
1 Pastinake	200	3	0,7	8	95	5	5	😟
Pilze, frisch	150	4	0	3	15	1	1	😊
Rote Bete, gekocht	150	2	0	4	60	6	10	😟
Saubohnen, trocken	40	9	1	9	80	16	20	😟
Sauerkraut	150	2	0	3	15	1	4	😊
Sojabohnen, trocken	40	15	7	4	15	2	10	😊
Spargel, frisch	150	3	0	2	15	1	3	😊
Spinat, frisch	150	4	0	4	15	1	1	😊
Sprossen – z. B. Sojasprossen	50	3	0,6	1	20	1	2	😊
Stangenbohnen	125	3	0	4	30	1	4	😊
½ Salatgurke, klein	150	1	0	1	15	1	3	😊
Stangensellerie	150	2	0	4	15	1	3	😊
2 Tomaten, klein	150	1	0	1	15	1	4	😊
Weiße Bohnen, gekocht	125	11	0,9	9	30	6	20	😐
1 Zucchini, klein	150	2	0,6	2	15	1	3	😊
1 Zwiebel, mittelgroß	50	1	0	1	15	1	2	😊

Milch-, Sojaprodukte & Eier

LEBENSMITTEL	PORTION (G)	EIWEISS	FETT	BALLASTSTOFFE	GLYX	GL	CARBS	
1 Ei	60	8	7	0	0	0	0	😊
Feta, 40 % Fett i.Tr.	30	6	5	0	0	0	0	😊

◆◆ Carbs & Co. auf einen Blick

LEBENSMITTEL	PORTION (G)	EIWEISS	FETT	BALLASTSTOFFE	GLYX	GL	CARBS	
Frischkäse, Halbfettstufe	30	3	2	0	10	1	1	☺
Hartkäse, bis 30 Fett i.Tr.	30	9	5	0	0	0	0	☺
Hüttenkäse	30	4	1	0	0	0	1	☺
Milch, 3,5 % Fett (Vollmilch)	100	3	3,5	0	30	2	5	☺
Milchprodukte, natur-belassen, 1,5 % Fett	100	4	1,5	0	20	1	5	☺
Milchprodukte, natur-belassen, 3,5 % Fett	100	4	3,5	0	15	1	5	☺
Milchprodukte mit Frucht-zubereitung, 3,5 % Fett	150	4	3	1	45	11	25	☹
Mozzarella	50	10	10	0	0	0	0	☺
Quarkcreme, 0,2 % Fett	125	10	0,3	0	15	1	4	☺
Sauermilchkäse, unter 10 % Fett	30	9	0	0	0	0	0	☺
1 EL Schlagsahne, 30 % Fett	10	0	3	0	10	1	0	☺
Schnittkäse, bis 30 % Fett i.Tr.	30	8	5	0	0	0	0	☺
Sojajoghurt, natur	125	6	3	0	30	1	4	☺
Weichkäse, 25 % Fett i.Tr.	30	8	3	0	0	0	0	☺
Tofu	125	20	11	1	40	1	1	☺

Fisch & Meeresfrüchte

1 Fischmäc	150	15	21	0	60	24	40	☹
5 Fischstäbchen, paniert	150	21	13	1	40	8	20	☹
Forelle, geräuchert	50	11	2	0	0	0	0	☺
Hering	150	27	26	0	0	0	0	☺
Kabeljau	150	27	1	0	0	0	0	☺
Karpfen	150	27	7	0	0	0	0	☺

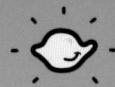

LEBENSMITTEL	PORTION (G)	EIWEISS	FETT	BALLASTSTOFFE	GLYX	GL	CARBS	
Lachs	150	30	20	0	0	0	0	☺
Languste, Scampi, Garnelen	100	17	1	0	0	0	1	☺
Makrele	150	28	18	0	0	0	0	☺
Scholle, frisch	150	26	1	0	0	0	0	☺
Scholle, paniert	150	22	29	1	40	6	15	☹
Thunfisch in Olivenöl	50	10	8	0	0	0	0	☺
Tintenfisch	100	16	1	0	0	0	0	☺

Geflügel, Fleisch & Wurst

LEBENSMITTEL	PORTION (G)	EIWEISS	FETT	BALLASTSTOFFE	GLYX	GL	CARBS	
1 Big Mäc	212	26	25	0	60	27	45	☹
1 Cheeseburger	117	16	13	0	60	18	30	☹
Corned Beef	50	12	2	0	0	0	0	☺
Geflügelwurst	30	6	5	0	0	0	0	☺
1 Hamburger	103	13	9	0	60	18	30	☹
Hühnerbrust ohne Haut	150	35	1	0	0	0	0	☺
Kalb-, Rindfleisch, mager	150	32	6	0	0	0	0	☺
Kasseler Aufschnitt	30	8	3	0	0	0	0	☺
Lachsschinken	30	5	1	0	0	0	0	☺
Putenbrust ohne Haut	150	36	1	0	0	0	0	☺
Rauchfleisch	30	11	3	0	0	0	0	☺
Rotwurst	30	6	3	0	0	0	0	☺
Schinken, gekocht	30	7	1	0	0	0	0	☺
Schweinefleisch, mager	150	32	8	0	0	0	0	☺
Wild, z.B. Rehkeule	150	32	5	0	0	0	0	☺

Müslis, Flocken & Getreide

LEBENSMITTEL	PORTION (G)	EIWEISS	FETT	BALLASTSTOFFE	GLYX	GL	CARBS	
1 EL Buchweizen	15	2	0	1	55	6	10	☺
Bulgur	40	5	0	0	50	15	30	☺
5 EL Cornflakes	30	2	0	1	85	21	25	☹

LEBENSMITTEL	PORTION (G)	EIWEISS	FETT	BALLASTSTOFFE	GLYX	GL	CARBS	
1 EL Dinkelschrot	15	2	0	1	45	5	10	😊
Getreideflocken, Vollkorn	30	3	1	2	55	11	20	😐
2 EL Haferkleie mit Keim	20	4	2	4	35	4	10	😊
Hirse, roh	40	4	2	2	70	21	30	☹️
3 EL Müsli ohne Zucker	30	4	5	2	40	6	15	😐
1 Müsliriegel mit Trockenfrüchten, gezuckert	25	2	2	0	60	12	20	☹️
1 EL Roggenvollkornmehl	15	2	0	2	45	5	10	😊
Schokomüsli, gezuckert	30	3	3	2	70	14	20	☹️
1 gehäufter EL Semmelbrösel	20	2	0	1	70	10	15	☹️
1 EL Weizenmehl	15	2	0	1	70	7	10	☹️
1 EL Weizenvollkornmehl	15	2	0	2	50	5	10	😐
Brot & Gebäck								
Baguette, 1 Scheibe	40	3	1	1	70	14	20	☹️
1 Blaubeer-Muffin	57	2	14	0	60	15	25	☹️
1 Brezel	100	10	2	4	85	47	55	☹️
1 Brötchen (Weizen)	45	4	1	1	70	18	25	☹️
1 Croissant	70	5	23	2	70	21	30	☹️
3 Kekse	30	2	3	1	65	16	25	☹️
Mischbrot (Roggen und Weizen), 1 Scheibe	40	2	0	2	65	13	20	☹️
Pumpernickel, 1 Scheibe	40	3	0	3	50	8	15	😊
1/2 Roggenvollkornbrötchen	30	2	0	2	50	8	15	😊
Roggensauerteigbrot, 1 Scheibe	40	2	0	3	50	10	20	😊
Sahnetorte, 1 Stück	120	5	25	1	60	18	30	☹️
Sandkuchen, 1 Stück	70	2	14	0	75	26	35	☹️

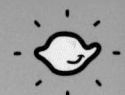

LEBENSMITTEL	PORTION (G)	EIWEISS	FETT	BALLASTSTOFFE	GLYX	GL	CARBS	
1 Schoko-Donut, klein	50	3	12	0	75	23	30	☹
Schrotbrot, 1 kleine Scheibe	40	3	1	3	50	8	15	
Sojabrot, 1 Scheibe	40	6	2	3	45	7	15	
Vollkornbrot, 1 Scheibe	40	2	0	3	50	8	15	
3 Vollkornkekse ohne Zucker	30	3	6	2	50	8	15	
Vollkornknäcke, 2 Scheiben	26	3	0	4	60	9	15	
Vollkorntoast, 1 Scheibe	30	2	1	2	45	7	15	

Beilagen

LEBENSMITTEL	PORTION (G)	EIWEISS	FETT	BALLASTSTOFFE	GLYX	GL	CARBS	
Basmatireis	40	3	0	1	60	18	30	☹
Bratkartoffeln	150	4	12	3	95	29	30	☹
Kartoffelpüree	200	5	6	3	70	18	25	☹
Langkornreis, roh	40	3	0	1	60	18	30	☹
Natur- mit Wildreis, roh	40	4	1	2	55	17	30	
Naturreis, roh (parboiled)	40	3	1	1	55	17	30	
1 kleine Ofenkartoffel	150	2	0	2	80	20	25	☹
Pasta al dente, roh	40	5	0	2	45	14	30	
Pasta weich gekocht, roh	40	5	0	2	60	18	30	☹
2 kleine Pellkartoffeln	80	1	0	1	60	9	15	
1 kleine Tüte Pommes	80	14	17	2	75	26	35	☹
Risottoreis, roh	40	3	0	1	70	21	30	☹
Vollkornnudeln, roh	40	5	1	5	35	9	25	
Wildreis, roh	40	5	0	1	40	12	30	

Süßmittel & Süße Aufstriche

LEBENSMITTEL	PORTION (G)	EIWEISS	FETT	BALLASTSTOFFE	GLYX	GL	CARBS	
1 TL Ahornsirup	7	0	0	0	55	3	5	
1 TL Akazienhonig	7	0	0	0	30	2	5	

◆◆ Carbs & Co. auf einen Blick

LEBENSMITTEL	PORTION (G)	EIWEISS	FETT	BALLASTSTOFFE	GLYX	GL	CARBS	
1 TL Fruchtdicksaft	7	0	0	0	50	3	5	☺
1 TL Fruchtaufstrich ohne Zucker	15	0	0	0	30	2	5	☺
1 TL Fruchtzucker	5	0	0	0	20	1	5	☺
1 TL Haushaltszucker	5	0	0	0	70	4	5	☹
1 TL Konfitüre (gehäuft)	15	0	0	0	65	7	10	☹
1 TL Erdnussmus	15	4	7	1	30	2	5	☺
1 TL Nussnugatcreme	15	1	5	0	35	4	10	☹
1 TL Traubenzucker	5	0	0	0	100	5	5	☹

Knabbern, Naschen & Co.

LEBENSMITTEL	PORTION (G)	EIWEISS	FETT	BALLASTSTOFFE	GLYX	GL	CARBS	
1 Rippe Bitterschokolade mind. 70 % Kakaoanteil	20	2	9	1	20	1	5	☺
Eiscreme, 1 große Kugel	75	2	9	0	60	15	25	☹
Fruchteis ohne Zucker	75	3	2	1	35	5	15	
Kartoffelchips	50	3	18	1	55	11	20	☹
Mais-Chips	50	4	12	0	75	23	30	☹
Nüsse im Schokomantel	30	3	15	0	45	5	10	☹
Popcorn, salzig	20	2	7	3	70	7	10	☹
3 Reiswaffeln	20	2	1	0	75	11	15	☹
1 Schoko-Karamell-Riegel	60	3	13	0	70	28	40	☹
Studentenfutter	30	4	8	7	55	8	15	☺
2 Stück Vollmilch-schokolade	10	1	3	0	55	3	5	☺

Getränke (pro Glas oder Tasse in Liter)

LEBENSMITTEL	PORTION (G)	EIWEISS	FETT	BALLASTSTOFFE	GLYX	GL	CARBS	
Apfelsaft, ungesüßt	0,2	0	0,5	0	40	8	20	☺
Apfelsaftschorle (1:3)	0,2	0	0	0	20	1	5	☺
1 Bier (Maltose)	0,5	2	0	0	110	17	15	☹
Champagner	0,1	0	0	0	15	1	1	☺

LEBENSMITTEL	PORTION (G)	EIWEISS	FETT	BALLASTSTOFFE	GLYX	GL	CARBS	
Cola-Getränke	0,2	0	0	0	70	14	20	☹
Eistee (Fertigprodukt)	0,2	0	0	0	65	10	15	☹
Energy-Drink	0,25	0	0	0	95	38	40	☹
Federweißer	0,2	0	0	0	60	15	25	☹
Fruchtsaft, frisch gepresst	0,2	0	1	0	45	7	15	☺
Fruchtsaft, gezuckert	0,2	0	0	0	70	18	25	☹
Gemüsesaft (Bio), gemischt	0,2	1	0	1	15	2	10	☺
Grapefruitsaft, frisch gepresst	0,2	0	0	0	25	4	15	☺
Kakao aus Wasser und 30 g Kakaopulver, gezuckert	0,2	2	2	2	60	15	25	☹
Karottensaft	0,2	0	0	1	45	5	10	☺
Limonaden	0,2	0	0	0	70	14	20	☹
Multi-Vitamin-Nektar	0,2	0	0	0	70	18	25	☹
Orangensaft, frisch gepresst	0,2	2	0	0	45	9	20	☺
Roséwein	0,2	0	0	0	0	0	5	☺
Rote-Bete-Saft	0,2	3	0	1	65	13	20	☹
Rotwein, trocken	0,2	0	0	0	0	0	5	☺
Sauerkrautsaft	0,2	2	0	1	15	0	1	☺
Sojadrink natur	0,2	7	4	0,6	30	0	1	☺
Sportgetränke	0,2	0	0	0	80	20	25	☹
Tomatensaft	0,2	2	0	1	15	1	4	☺
Wasser, Tee, Kaffee	0,2	0	0	0	0	0	0	☺
Weißwein, lieblich	0,2	0	0	0	0	0	10	☹
Weißwein, trocken	0,2	0	0	0	0	0	1	☺
Weißweinschorle	0,2	0	0	0	0	0	0	☺

◆◆ Der Carb-100-Einkaufskorb

Es gibt immer eine bessere Alternative – und die findet man auch im Supermarkt einen Handgriff entfernt. Der Carb-100-Einkaufskorb ist GLYX-niedrig, enthält Ballaststoffe, essenzielle Fettsäuren, Eiweiß – plus Vitalstoffe für eine gute Fettverbrennung.

Das passt nicht in den gesunden Einkaufskorb	Hiervon ruhig kleine Portionen genießen	Das gehört in den Carb-100-Einkaufskorb
Dosenobst	Bananen, Litschis, Papaya, Mango, Ananas, Kiwi, Kaki, Wassermelonen, Weintrauben	Obst aus der Region/ Saison wie Äpfel, Birnen, alle Beeren, Pflaumen, Kirschen, Zitrusfrüchte. Tiefkühlobst pur, Biofrüchte aus dem Glas
Bananenchips, Datteln	getrocknete Feigen, Rosinen	getrocknete Pflaumen, Aprikosen oder Apfelringe
Gemüse aus der Dose oder dem Glas, fertige Gemüsesuppen und -gerichte mit Zusatzstoffen und Aromastoffen, Tütensuppen	Tiefkühl-Gemüsezubereitung, Kürbis, Pastinaken, Rote Bete, Zuckermais	frisches Gemüse aus der Region/Saison, Tiefkühlgemüse (ohne Zusätze), Biogemüse aus dem Glas und Tomaten aus der Dose (wenn sie gerade keine Saison haben), Oliven, italienische Antipasti
Saubohnen	Kidneybohnen, Erbsen, Zuckermais	Sprossen, Linsen, weiße Bohnen, Kichererbsen, grüne Bohnen
Milch- und Sauermilcherzeugnisse (zum Beispiel Joghurt, Quark, Dickmilch, Molke, Milch) mit Fruchtzusätzen, Aromastoffen und Zucker	Milch und Sauermilcherzeugnisse mit Fruchtstücken ohne lange Zusatzstoffliste	Frische Früchte und dazu Naturjoghurt, Dickmilch, Quark, Kefir, Sauermilch oder Sojajoghurt

Das passt nicht in den gesunden Einkaufskorb	Hiervon ruhig kleine Portionen genießen	Das gehört in den Carb-100-Einkaufskorb
Schmelzkäse, Koch-käse, Fonduekäse	Frischkäsezubereitun-gen, Käse mit mehr als 30 % Fett	Kräuterquark, Feta, Mozzarella, Hüttenkäse, Ziegenweichkäse, Hart-käse bis 30 % Fett
H-Milch, Kondens-milch	Magermilch, fettarme Milch, Reismilch	Frische Vollmilch, Sojamilch
Fischstäbchen, Ölsardinen, Kaviar-ersatz, Fischkon-serven in Fertig-saucen mit vielen E-Nummern	Fisch aus Glas oder Dose	Fisch und Meeres-früchte, frisch oder tiefgefroren. Thunfisch, auch aus der Dose in Olivenöl
Fette Teile von Schwein und Rind	magere Teile von Schwein, Rind, hoch-wertige Innereien	Wild, Lamm, Geflügel, Kalb. Ersatz: Tofu, Tempeh
Wurst	roher Schinken ohne Fettrand, Corned Beef, Bierschinken	Magere, hochwertige Geflügelwurst, vegetabile Aufstriche, Sojawurst, Bündner Fleisch, Koch- und Lachsschinken
Billigmargarine, Halbfettmargarine, Kokosfett, Palmöl, Schmalz, Back- und Frittierfett	Hochwertige Margarine, Butter, Mais- und Wei-zenkeimöl, Sonnenblu-men-, Distel-, Soja- und Traubenkernöl	Oliven-, Lein-, Raps-, Avocado- und Hanföl, alle Nussöle
Cornflakes, Honig-pops, Cheerios, Frosties, Schoko-müsli, Müsli mit Zuckerzusatz	Ballaststoff-Flakes, Buchweizen-Flakes	Früchtemüsli (ohne Zucker, ohne Schoko-lade), Mehrkornflocken mit Honig, Haferflocken

◆◆ Der Carb-100-Einkaufskorb

Das passt nicht in den gesunden Einkaufskorb	Hiervon ruhig kleine Portionen genießen	Das gehört in den Carb-100-Einkaufskorb
Baguette, Weizenbrötchen, weißer Toast, Milchbrötchen, Croissants, Knäckebrot, Bagels, Laugengebäck	Misch- und Graubrote, Vollkorntoast, -knäcke, -croissants, Weizenvollkornbrot, Hirsevollkornbrot, Fladenbrot	Pumpernickel, Schrotbrot, Roggenvollkornbrot mit Sauerteig, Mehrkornbrot (Vollkorn/Schrot)
Schnellkochreis, Instant-Reis	Basmatireis, polierter Langkornreis	Wildreis, Reis parboiled, Naturreis (auch parboiled)
Kartoffelfertigprodukte	Bio-Kartoffel-Fertigprodukte	Kartoffeln natur, als kleine Beilage zu Quark, Fisch etc.
Käsespätzle	Tortellini, Reisnudeln, Eiernudeln	Pasta (Hartweizengrieß, al dente gekocht), Vollkornnudeln, Buchweizennudeln
Tiefkühlpizza Hawaii	Tiefkühlpizza Meeresfrüchte, Thunfisch, Gemüse oder Geflügel	Vollkorn-Pizzateig plus Gemüse und Mozzarella
Salzstangen, Kartoffelchips, Erdnussflips, Nachos	salziges Popcorn, Vollwertreiscracker, Studentenfutter	Nüsse und Samen, getrocknete Tomaten
Vollmilchschokolade, Schokoriegel, Weingummi, Bonbons, Pralinen	Haselnuss-Vollmilchschokolade, Vollkornkekse	Schokolade (ab 70 % Kakao), Trockenfrüchte, Fruchtgummis aus Fruchtmark ohne Zucker und Gelatine
süßes Gebäck und Sahnetorten	Nuss-, Obstkuchen	Fruchtschnitte (ungesüßt), Nussmarkschnitten
Marmelade, Konfitüre	Fruchtaufstrich (gesüßt), Fruchtgelee	Fruchtaufstrich mit Honig
Nussnugatcreme, Erdnussbutter	Nussnugatcreme mit min. 50 % Nüssen	Erdnussmus (Bio-Ecke)

Das passt nicht in den gesunden Einkaufskorb	Hiervon ruhig kleine Portionen genießen	Das gehört in den Carb-100-Einkaufskorb
Haushaltszucker, Süßstoff, Traubenzucker	Vollrohrzucker unraffiniert, Fruchtzucker	Honig, Ahornsirup, Apfel- und Birnendicksaft
Mayonnaise 80 %, fertige Grillsaucen	Ketchup, Sahnemeerrettich, süßer Senf, Sojasauce	Bioketchup, Tomatenmark, -Passata, scharfer Senf, scharfer Meerrettich, Shoyu und Tamari (Sojasaucen)
Salz (raffiniert), Fertigwürzen, Instant-Fleischbrühe	Kräutersalz, Gewürzmischungen, Instant-Gemüsebrühe	Sesam-, Meer-, Kristallsalz, frische Kräuter, Gewürze, gute Fonds aus dem Glas
Saucenbinder, Stärke	Mascarpone, Crème fraîche 30 %, Schlagsahne	Saure Sahne 10 %, Crème légère
Fruchtsaftgetränke, -nektar (gesüßt)	Obst-Direktsäfte (100 % Frucht, ungesüßt)	Gemüsesäfte (am besten selbst gepresst), Grapefruitsaft, frisch gepresste Fruchtsäfte – mit Wasser, Kefir oder Sojamilch verdünnt
Limonaden, Cola-Getränke, Energy-Drinks, »light«-Getränke	Schorlen, ungesüßt	Wasser (plus frischen Zitronensaft)
aromatisierte Tees, Eiskaffee, Eistee, Instantpulver für Cappuccino, Café au lait und Kakao (gesüßt)	Instantpulver für Café au lait (ungesüßt)	Kräuter- und Früchtetees, Kaffee, Getreidekaffee, Schwarztee, Grüner Tee, Kakaopulver (ungesüßt)
Bier, Schnaps, Liköre, Alkopops	Cidre, Most, trockener guter Wein	trockener guter Wein plus die Flasche Mineralwasser

◆ ◆ *Kleine-Sünden-Liste*

All die folgenden kleinen Sünden müssen ab und zu sein.
Sie sind keine Katastrophe. Behalten Sie nur im Hinterkopf:
Diese Nahrungsmittel haben alle einen hohen glykämischen Index
(GLYX). Locken viel Insulin. Und die meisten liefern das Fett gleich
noch mit, das sofort vom Insulin in die Fettzellen eingesperrt wird.
Was liefert wie viele Kohlenhydrate?

NAHRUNGSMITTEL	CARBS	NAHRUNGSMITTEL	CARBS
After Eight, 1 Stück (8 g)	10	Gummibärchen, 10 Stück	15
Apfeltasche, 1 Stück (80 g)	25	Hamburger, 1 Stück (103 g)	30
Balisto, 1 Stück (20 g)	10	Hanuta, 1 Stück (23 g)	10
Banjo, 1 Stück (40 g)	20	Happy-Hippo-Snack	
Big Mäc, 1 Stück (212 g)	40	(25 g)	10
Bounty, 1 Stück (30 g)	15	Joghurt, Trink- (100 g)	10–15
Cheeseburger, 1 Stück		Kartoffelchips (25 g)	10
(117 g)	30	Kinderschokolade,	
Coca-Cola 0,2 l	20	3 Riegel (38 g)	20
Cornetto Nuss, 1 Stück	20	Lakritze (50 g)	40
Corny (Nuss), 1 Riegel		Lebkuchen (40)	20
(25 g)	15	Lila Pause Alpenmilch,	
Dominostein, 1 Stück		1 Stück (37 g)	20
(12 g)	10	Limonade, 0,2 l	20
Donut, 1 Stück (50 g)	30	Lion, 1 Stück (45 g)	30
Duplo, 1 Riegel (18 g)	10	McNuggets, 6er-Pack	10
Eiscreme, 1 Kugel (75 g)	25	Magnum Classic,	
Eis, Frucht-, 1 Kugel (75 g)	20	1 Stück	25
Energy-Drinks:		Mars, 1 Riegel (57 g)	40
Red Bull & Co (250 ml)	40	Marzipanriegel (75 g)	50
Exportbier 0,5 l	15	Milchschnitte,	
Federweißer 0,2 l	25	1 Stück (28 g)	10
Ferero Küsschen, 1 Stück	3	Milchshakes,	
Fischmäc, 1 Stück (150 g)	40	McDonald's (240 ml)	45

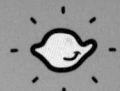
NAHRUNGSMITTEL	CARBS	NAHRUNGSMITTEL	CARBS
Milka, 1 Tafel (100 g)	55	Schokolade, Vollmilch, 2 Stück (10 g)	5
Milky Way, 1 Stück (30 g)	20		
Mon Cheri, 1 Stück (10 g)	5	Snickers, 1 Stück (60 g)	30
Nutella, 1 TL (15 g)	10		
Pils 0,5 l	15	Solero, 1 Stück	20
Pizza, tiefgefroren (300 g)	70	Tiramisu, 1 Stück (150 g)	50
Pommes frites, mittelgroße Tüte (150 g)	65		
		Twix, 1 Riegel (29 g)	20
Raffaelo, 1 Stück (8 g)	5	Vanillepudding, verzehrfertig (100 g)	15
Rote Grütze, verzehrfertig (125 g)	30		
		Weizenbier (0,5 l)	15

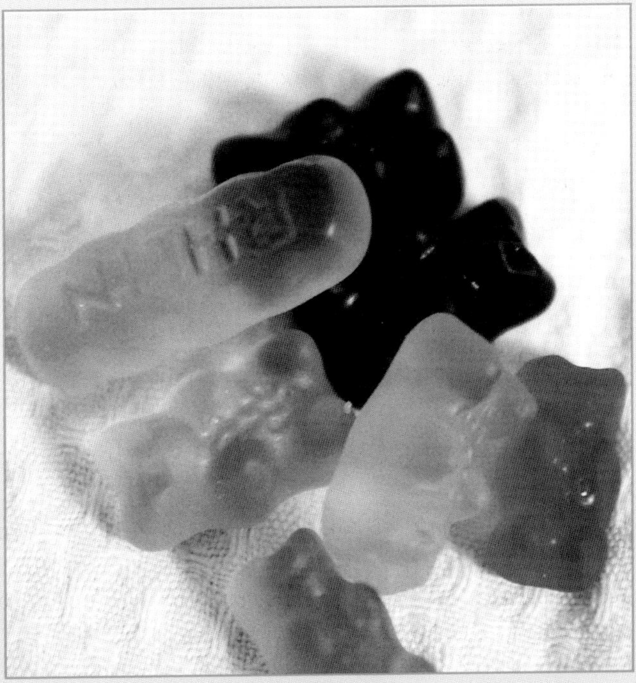

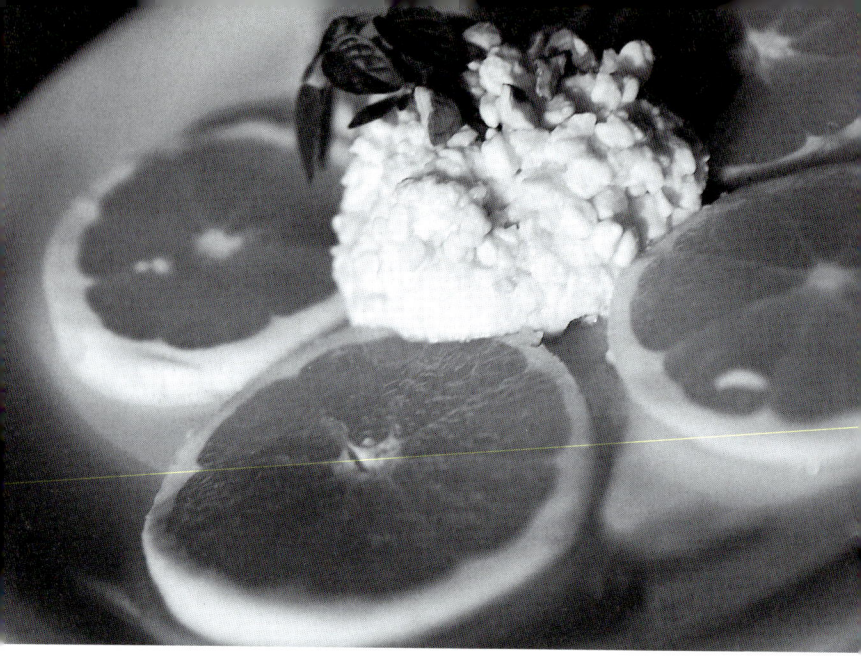

Survival-Tipps fürs Restaurant

Speculationen

◆ In Frankreich, dem Land der Fünf-Gänge-Menüs, Bries, Brioches und Gänseleberpastete ist weniger als ein Fünftel der Menschen übergewichtig. Schuld ist die Portionsgröße, so das Ergebnis einer amerikanisch-europäischen Studie. Ein Restaurant in Paris bringt im Schnitt 277 Gramm auf den Teller, in Philadelphia sind es schon 346 Gramm. Kennen Sie auch: Riesenportionen und All-you-can-eat-Buffets. Vergessen Sie lieber Mutters Rat, den Teller leer zu essen. Lassen Sie lieber etwas liegen. Nur nicht das Gemüse.

Ein Nachtisch muss her

◆ Machen Sie es wie die Dünnen. Teilen Sie sich einfach das Dessert. Meist geht es doch eh nur um den Geschmack – und oft steckt auch die Macht der Gewohnheit dahinter. Eine gute

Geschmacksalternative ist auch ein Cappuccino. Oder warum bestellen Sie sich nicht einfach ein Stück Käse oder Obst?

Werfen Sie einen Blick in die Küche ...

◆ Meiden Sie Restaurants mit nur einem Koch in der Küche. Denn wie schafft es ein einziger Koch, zwanzig Gäste gleichzeitig mit Vorspeise, Hauptgericht und Nachtisch zu verwöhnen? Nur mit Fertigprodukten und Mikrowelle.

... und auf die Speisekarte

◆ Je kürzer die Speisekarte, desto besser. Da können Sie davon ausgehen, dass die wenigen Gerichte, die draufstehen, liebevoll und frisch zubereitet werden.

Checken Sie das Salatangebot

◆ Beherzigen Sie diesen Tipp, wenn Sie mittags auswärts essen. Die meisten Restaurants, Bistros, Cafés bieten mittlerweile einen oder mehrere Vollwertsalate an, die man als Hauptmahlzeit bestellen kann. Bekannt als »Chefsalat«, »Bauernsalat«, »Nizzasalat«, »Salat des Hauses«. Das heißt immer: Salat plus Käse, Schinken, Fisch, weiße Bohnen oder gegrillte Putenbruststreifen. Also: Vitamine, Ballaststoffe plus Eiweiß und gesundes Fett. Greifen Sie zu – und halten Sie sich beim Brotkorb zurück. Und machen Sie sich den Salat selbst an. Mit Olivenöl und Essig.

Machen Sie Vorspeisen zu Hauptspeisen

◆ Hat sich beim Italiener, Griechen und Türken bereits etabliert: der gemischte Vorspeisenteller, groß oder klein, warm oder kalt. Was Sie in der Regel darauf finden, ist ein buntes Fest der mediterranen Küche, mit wenig Kohlenhydraten. Zum Beispiel: gegrilltes Gemüse, Käse, Oliven, Pepperoni, marinierte Krabben, Tintenfisch, getrocknete Tomaten, Tsatsiki, eingelegte Artischocken, Kichererbsenmus, mit Ziegenkäse gefüllte Paprika.

Noch besser: Vorspeisen aus der Vitrine. Oder selbst zusammengestellte Tappas von der Bar beim Spanier oder Portugiesen. Dann können Sie verhindern, dass man Ihnen panierte Auberginen oder Dolmades (steckt Reis drin) unterjubelt.

Bestellen Sie Fisch

◆ Vor allem beim Italiener. Dort kriegen Sie ihn immer als ideales Low-Carb-Gericht gereicht: ohne Panade, Remoulade und Kartoffelsalat. Sie bekommen ihn gegrillt, mit viel Zitronensaft, und statt der Pommes gibt's dazu einen kleinen Salat oder Gemüse als Beilage.

Reden Sie mit der Bedienung

◆ Und nehmen Sie es nicht als Floskel, wenn man Sie fragt: »Haben Sie noch einen Wunsch?« Antworten Sie mit »Ja«, nämlich: »Könnte ich bitte statt der Bratkartoffeln etwas Gemüse zu den Kalbsmedaillons bekommen?« Wenn Sie dieses Gespräch nicht gerade am Stehtisch von »Rudis Dönerbude« führen, werden Sie kriegen, was Sie wollen.

Steigen Sie um

◆ Von Limo, Cola & Co. auf Mineralwasser und Fruchtsaftschorle. Das Bier können Sie im Restaurant sehr gut durch Weinschorle ersetzen. Macht nicht so dick und ist – in beschränktem Maß – sogar gesund.

Knabbern Sie bayerische Chips

◆ Hauchdünne Scheiben vom Radi (Rettich). Ein Klassiker in jedem Biergarten, der etwas auf sich hält. Was Sie noch auf der Low-Carb-Karte der beliebten Freiluft-Gastronomie finden: Steckerlfisch (gegrillte Makrele), halbes Hähnchen, Käse-,

Schinken-Teller, Obatzdn (mit Zwiebeln angemachter Camembert) oder Romadur.

Halten Sie sich an Obst

◆ Was ist der Unterschied zwischen einem Restaurant und dem Paradies? Im Restaurant sind alle Früchte erlaubt: Obstsalat, Obstteller, Müsli mit frischen Früchten, Fruchtsorbet. Verboten sind dagegen Fett- und Carb-Bomben wie Tiramisu und Sachertorte.

Sagen Sie niemals nie zur Tomatensuppe

◆ Ernährungswissenschaftlich gesehen ist die Tomatensuppe ein kulinarischer Rubin. Da sind nur gute Sachen drin: Gemüse, Wasser, Kräuter, Olivenöl, etwas Salz und Pfeffer. Und natürlich Tomaten. Eines der wenigen Gemüse, das durch Erhitzen auch noch an Vitalstoffen gewinnt.

Lassen Sie den Brotkorb stehen

◆ Auch wenn die Sauce noch so gut schmeckt und das Weißbrot zum Dippen lockt. Fragen Sie lieber nach einem Vollkornbrot. Oder wählen Sie ein winzig kleines Scheibchen.

Sachregister

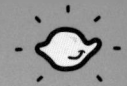

◆◆ *Zum Nachschlagen*

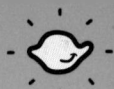

Bücher, die weiterhelfen

◆ Adam, Prof. Dr. med. Olaf: Die KFZ-Diät. Hädecke, Weil der Stadt

◆ Agatston, Dr. Arthur: Die South Beach Diät. Knaur, München

◆ Atkins, Robert C.: Die neue Atkins Diät. Mosaik, München

◆ Brand-Miller, Jennie et al.: The New Glucose Revolution. Marlowe & Company, New York

◆ Dickhaut, Sebastian/Sälzer, Sabine: Basic Cooking. Gräfe und Unzer, München

◆ Fröhlich, Susanne: Moppel-Ich. Krüger, Frankfurt a. M.

◆ Grillparzer, Marion: Die GLYX-Diät. GLYX-Diät – das Kochbuch. GLYX-Kompass. Mini-Trampolin. KörperWissen. Alle Titel: Gräfe und Unzer, München

◆ Grimm, Hans-Ulrich/ Ubbenhorst, Bernhard: Die Ernährungslüge. Droemer Knaur, München

◆ Grimm, Hans-Ulrich: Die Suppe lügt. Aus Teufels Topf. Beide Titel: Droemer Knaur, München

◆ Heller, Dr. Richard F. und Rachael F.: Die Fressbremse. Mosaik, München

◆ Lutz, Wolfgang: Leben ohne Brot. Informed, Gräfelfing

◆ Montignac, Michel: Ich esse, um abzunehmen. Artulen, Offenburg

◆ Sears, Barry/Lawren, Bill: Das Optimum. Die Sears Diät. Econ, München

◆ Steward, Leighton H. et al: Der neue Zucker-Knacker. Mosaik, München

◆ Strunz, Dr. Ulrich: Frohmedizin. Heyne, München

◆ Strunz, Dr. Ulrich: Nordic Fitness. Heyne, München

◆ Wahrburg, Ursel: Anders essen – aber wie? Beck, München

◆ Worm, Nicolai/Muliar, Doris: Low Carb. Gräfe und Unzer, München

◆◆ *Zum Nachschlagen*

Adressen, die weiterhelfen

◆ www.die-glyx-diaet.de, das GLYX-Diät-Forum.

◆ www.glycemicindex.com
GLYX-Datenbank der University of Sidney (auf Englisch)

◆ www.xunt.de, das Weblog der Autorin

Bezugsquelle
Fatburner- Trampolin & Galileo

Sie suchen Dinge, die das Leben leichter machen? Da gehört ein
starker Mixer für den morgendlichen Shake dazu, eine Pulsuhr, eine
Körperfettwaage – und ein Trampolin. Fidolino liefert alles nach Hau-
se. Zum Beispiel das Fatburner-Trimilin – von der deutschen Firma
Heymans für die Autorin entwickelt. Ein Mini-Trampolin (102 cm
Ø) mit höchster Elastitzität für optimalen Trainingseffekt. TÜV- und
GS-geprüft, zwei Jahre Garantie.

◆ Vier Modelle, zugeschnitten auf das Gewicht. Preis: ab 173 Euro
plus Versandkosten 12 Euro.

◆ Auch im Programm: Galileo, das zeitsparende, seitenalternierende
Vibrationsgerät, ein Eiweißpulver ohne Kohlenhydrate, Getreidemüh-
le, Flockenquetsche, Dörr- und Brotbackautomat, Flexi-Bar, ein echtes
Glücksrad für Abnehmer …

Bestellen/informieren:
◆ www.fidolino.com
Telefon: 089/40 26 81 35
Fax: 089/40 26 81 34
E-Mail: info@fidolino.com

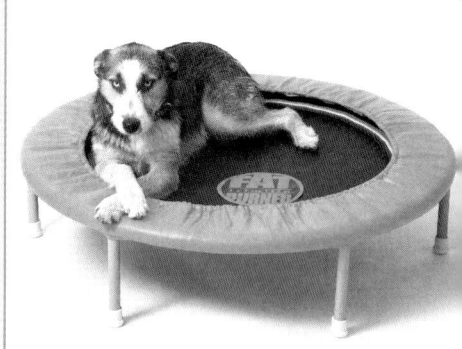

Dr. Ulrich Strunz

Gesund und glücklich mit dem
Erfolgsprogramm des Bestsellerautors

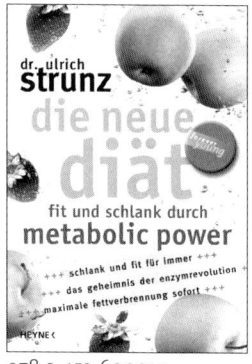

978-3-453-60091-1

Die neue Diät
978-3-453-60091-1

Die neue Diät –
Das Fitnessbuch
978-3-453-17064-3

Die Diät – Praxisbuch
978-3-453-86229-6

Die forever young-Diät
978-3-453-66021-2

Das Mentalprogramm
978-3-453-87267-7

Praxisbuch Mentalprogramm
978-3-453-60067-6

Frohmedizin
978-3-453-66026-7

Mineralien –
Das Erfolgsprogramm
978-3-453-86928-8

Dr. Ulrich Strunz /
Andreas Jopp
Fit mit Fett
978-3-453-86154-1

Dr. Ulrich Strunz /
Andreas Jopp
Forever Young
Geheimnis Eiweiß
978-3-453-12002-0

HEYNE ‹